자연에서
길을 찾다

박정덕 선생이 들려주는 자연치유와 생명 이야기

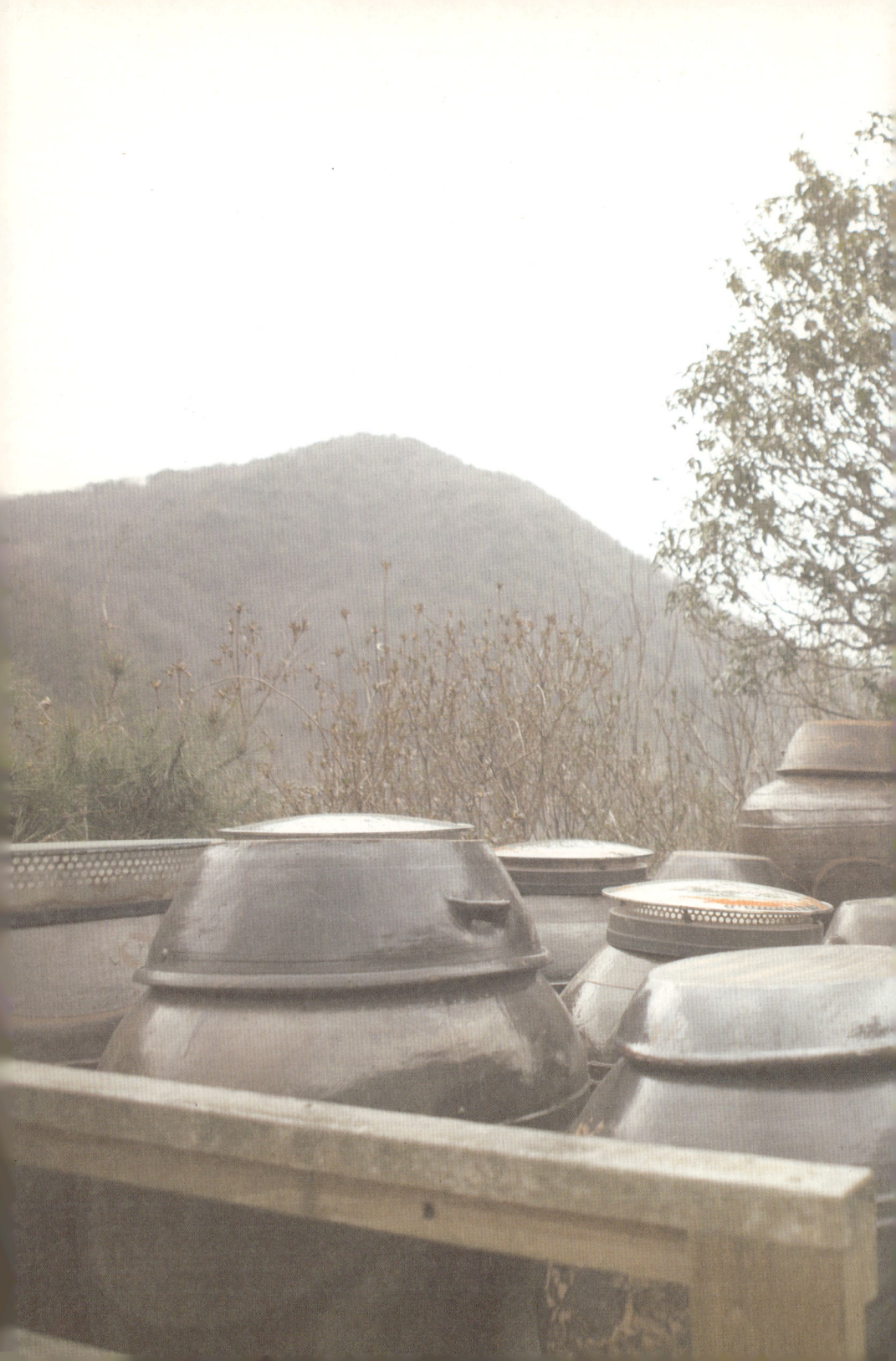

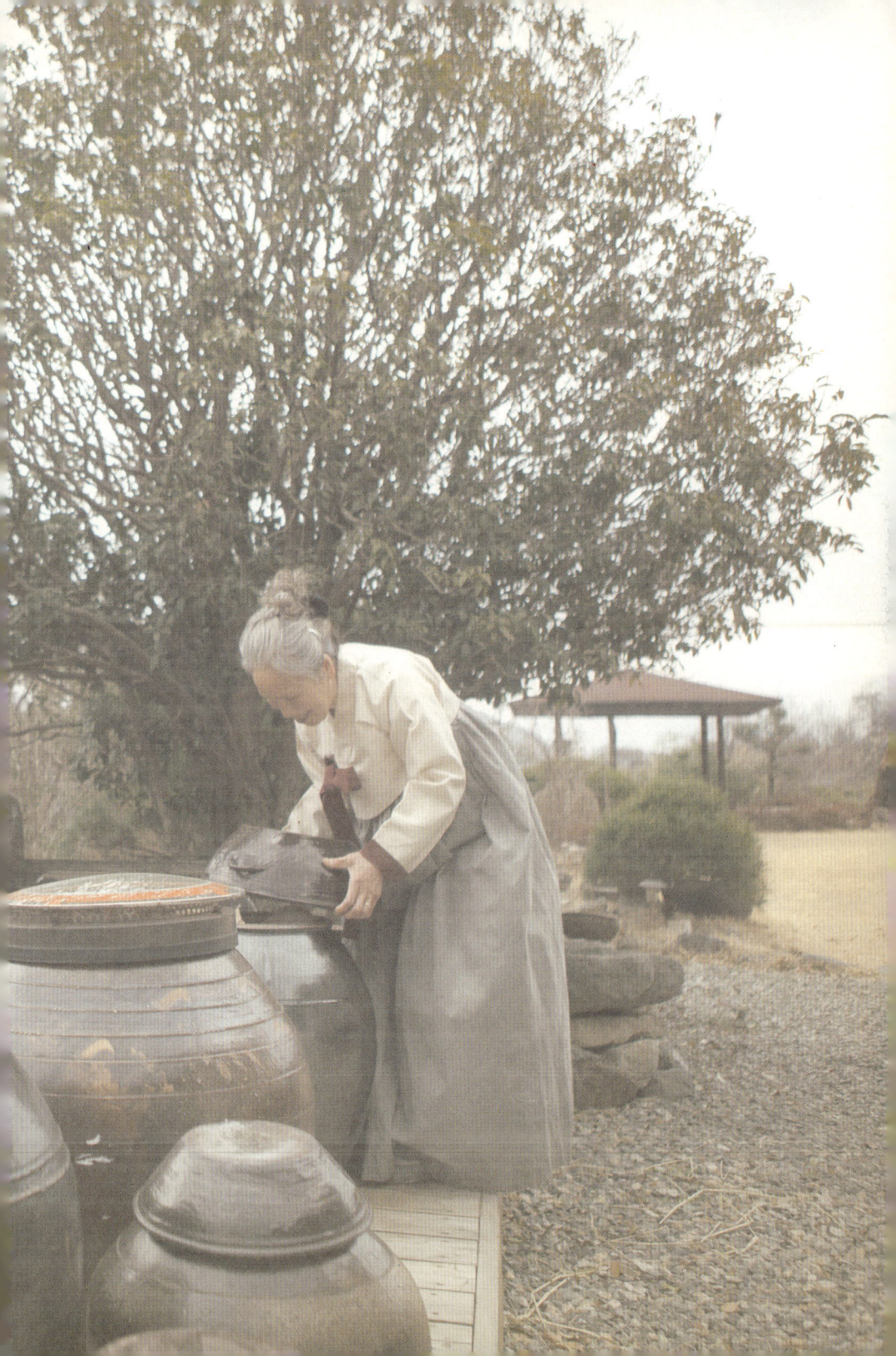

자연에서 길을 찾다
박정덕 선생이 들려주는 자연치유와 생명 이야기

초판 1쇄 발행 2013년 5월 6일
　　 2쇄 발행 2016년 7월 27일

지은이 박정덕
펴낸이 권경옥
펴낸곳 해피북미디어
등록 2009년 9월 25일 제2009-000007호
주소 부산광역시 연제구 법원남로15번길 26 위너스빌딩 204호
전화 051-555-9684 | 팩스 051-507-7543
전자우편 bookskko@gmail.com

ISBN 978-89-963292-6-8 03510

*책값은 뒤표지에 있습니다.
*파본은 구입하신 서점에서 바꾸어 드립니다.

자연에서 길을 찾다

박정덕 선생이 들려주는 자연치유와 생명 이야기

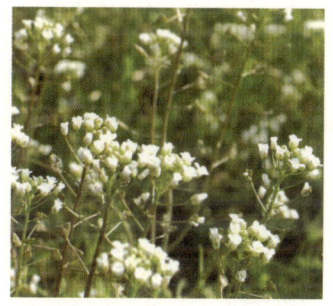

자연치유가 박정덕 지음

해피북미디어

● 추천의 말 ●
건강하고 행복한 삶을

배상복(천주교 부산교구 좌동성당 주임신부)

저는 천주교 신부입니다. 양신생활원 박정덕 선생과 연이 닿은 것이 제가 교구 사회복지국장을 할 때였으니, 벌써 15년이나 되었습니다. 지금은 작고하신 선배 신부님을 통해 선생을 만나게 되었는데, 그동안 옆에서 지켜보면서 '하느님의 은혜를 이렇게 활용하기도 하는구나' 라는 것을 배울 수 있었습니다. 인생의 숱한 아픔과 위기를 기회로 바꾸면서 끊임없이 배우고, 자신의 몸을 시험 삼아 체득한 것을 몸소 실천하며, 그 체험을 혼자 간직하지 않고 아픈 사람들에게 나누어 주기 위해 애를 쓰며 사는 모습을 통해서였습니다.

칠순 노인이라기에 믿기지 않을 정도로 건강을 유지하면서 추운 겨울에도 불을 때지 않고 지내거나 산길을 거침없이 오르내리는 것을 보면, 당신은 이론이 아니라 실제 삶으로 다른 사람들을 깨우치고 있음을 알 수 있었습니다. 무엇보다도 어린이같이 천진난만한 마음으로 아름답게 노년을 살고 있다는 점이 참으로 존경스럽습니다.

그래서 저도 몇 년 전부터 몸과 마음이 지칠 때면 박정덕 선생이 계시는 양신생활원에 가서 한 며칠 쉬었다 오곤 합니다. 후배 신부들에게 소개를 하기도 하고, 신자들에게는 어떻게 먹고 사는지 배워 오도록 권유하기도 합니다.

이제 아름답게 나이 들어간다는 것이 어떤 것인지 보여주는 삶을 정리하여 책으로 엮으며 아름다운 마무리를 준비하시는 선생에게 조금이나마 도움이 되고자 기꺼이 추천의 글을 씁니다.

앞으로 이 책을 통하여 많은 이들이 하느님의 은혜를 활용하는 방법과 또 자연과 함께 어린이처럼 단순하고 소박하게 사는 것을 배움으로써 건강하고 행복하게 살아가는 데 도움이 되기를 빕니다.

● 추천의 말 ●
몸과 마음이 지친 이들에게

박정환(부산대학교 인문대학 독어독문학과 교수)

저는 육체에 정신이 깃들어 있다고 생각하는 사람입니다. 다시 말하면 육신이 건강하지 못하면 정신 또한 온전하기 어렵다는 말이지요. 그래서 2006년부터 3년 주기로 양신생활원 박정덕 원장님이 지도하는 9박 10일 단식프로그램에 참여했습니다.

얼마 전(2012. 12. 28~2013. 1. 6) 세 번째 단식을 하게 된 이유는 대학병원에서 '쓸개를 들어내야 한다'는 전문의 진단 결과를 통보받았기 때문입니다. 며칠째 고민을 하다가 아내의 권유도 있고 '사람의 장기는 필요해서 여러 개가 있을진대 그중에 하나라도 없어진다면 완전한 인체가 아니다'라는 판단으로 박정덕 원장님을 찾아뵙고 상의해본 결과, 충분히 낫겠다는 확신이 생겼습니다.

이 책에는 박정덕 원장님이 오랫동안 자신의 체험과 학습을 통해 얻은 결정체가 고스란히 녹아 있습니다. 제가 세 번의 단식을 통해서 박정덕 원장님의 생각을 조금이나마 이해한 것은 '우리 인간도 자연의 일부이기 때문에 자연의 섭리대로 살아야 한다'는 것과

'어떤 현상에는 반드시 원인이 있기에 그 원인을 찾아 없애면 그 현상은 없어진다'는 것이었습니다. 그리고 넘치는 것은 오히려 모자람만 못하다는 '과유불급(過猶不及)' 등입니다.

  박정덕 원장님의 삶과 철학이 숨어 있는 이 책은, 몸과 마음이 지친 사람들에게 등불이 되리라 생각합니다. 더구나 병으로 고통스럽게 살아가고 있는 사람들뿐 아니라 현재 건강한 사람들에게도 큰 도움이 되리라 확신하기에 주저함이 없이 이 책을 추천하고자 합니다. 부디 이 책을 읽는 모든 이들이 건강하고 행복한 삶을 누리시기를 빌고 또 빕니다.

• 여는 글 •
죽었던 목숨이
다시 살아나고

　세월은 붙잡아도 흘러가고 붙잡지 않아도 흘러갑니다. 이곳 양산 영축산 기슭에 양신생활원을 마련하여, 몸과 마음이 지치고 병든 사람들과 함께해온 지 어언 십 년이 지났습니다. 속절없는 세월 따라 내 나이도 올해 칠순을 훌쩍 넘겼습니다. 여태 남의 일처럼 여겨지던 칠순이란 나이가, 내게도 소리 소문 없이 찾아온 것입니다.
　지난날을 뒤돌아보니 굽이굽이 사연도 참 많았습니다. 무엇보다도 마흔다섯 나이에 느닷없이 닥친 뇌졸중은 참으로 반갑지 않은 손님이었습니다. 손님이란 때가 되면 떠나기 마련인데, 이 손님은 염치도 없고 눈치도 없이 쉽게 떠날 생각조차 하지 않았고, 쫓아 보내려 하면 오히려 더 끈질기게 나를 괴롭혔습니다. 하도 속이 상하고 괴로워서 죽고만 싶었습니다. 하지만 이대로 죽을 수는 없다 싶어 결국은 그 손님과 함께 살기로 마음먹었습니다. 그렇게 마음을 바꾸고 나니 한결 편안하고 안정을 되찾게 되었습니다.
　45세, 젊은 나이였지요. 그것도 세상 모든 이들이 기뻐하는 12월 25일 크리스마스 날 밤에 찾아온 그 손님을 어찌 잊을 수 있겠습니까. 손님은 나를 시험하기 시작했습니다. 내 손으로 물 한 잔 마실 수 없게 만들었고, 똥오줌마저 남이 받아주어야만 했습니다. 이 야속하고 무서운 손님 때문에 나는 꼼짝도 할 수 없었습니다. 내 몸이 힘들고 고통스러울수록 '차라리 이 낯선 손님과 함께 죽을 수만 있다면 얼마나 좋을까' 하는 생각마저 들었습니다.

그래도 그렇지, 이 젊은 나이에 이대로 죽을 수는 없다 싶었습니다. 그래서 우선 왜 내게 이런 반갑지 않은 손님이 찾아왔을까부터 생각해보았습니다. 답은 부끄럽게도 내 안에 있었습니다. 여태 바쁘다는 핑계로 내 몸을 잘 섬기지 못했고, 하루하루 무질서한 삶 속에 내 목숨을 살리는 음식조차 깊은 생각도 없이 함부로 먹었습니다. 생각하면 할수록 후회가 밀려올 따름이었습니다.

그때부터 자연요법과 자연의학에 깊은 관심을 갖게 되었습니다. 내가 내 병을 만들었으니, 내가 내 병을 고쳐야겠다고 마음먹었습니다. 새로운 도전이었지요. 길이 하나둘 보이기 시작했습니다. 하늘과 땅이 하나고 자연과 사람이 하나이듯 사람의 몸과 마음도 하나인 것을. 사람이 자연과 멀어지면 병이 찾아오고 자연과 가까워지면 병이 멀어지는 것, 이렇게 단순하고 평범한 진리를 뒤늦게나마 깨닫고부터 그토록 무겁던 마음이 새털처럼 가벼워졌습니다. 그래서 내 몸과 마음에서 들려오는 소리에 귀를 기울이며, 자연의 섭리에 따라 겸손하게 살다 보면 좋은 일이 올 것이라는 믿음이 생겼습니다. 그리고 나를 찾아온 반갑지 않은 손님도, 억지로 쫓아내지 않아도 때가 되면 떠날 것이라고 믿고 또 믿었습니다.

  9박10일 동안의 단식을 마치고, 육식과 가공식품을 멀리 하고 현미잡곡밥과 채식 위주로 밥상을 차려 먹었습니다. 면으로 만든 생활한복을 입어 피부가 숨을 쉬게 하였으며, 창문은 밤낮없이 늘 열어두었습니다. 맑은 공기가 하루 내내 집 안에 머물러, 집 안이나 집 밖이나 다름없이 숨을 쉴 때마다 가슴이 시원했습니다.

  석 달쯤 지났을 무렵에야 내게 찾아온 반갑지 않은 손님이 떠날 준비를 하기 시작했습니다. 사람들은 기적이 아니고서야 어찌 이런 일이 일어날 수 있느냐며 놀라워했고, 마치 자기 일처럼 기뻐했습니다. 나는 결코 기적이라 생각하지 않습니다. 누구나 자연의 섭리에 순응하며 살다 보면 자연의 부분인 우리의 몸 역시 제자리를 찾는 법이니까요. 내 몸이 완쾌될 수 있도록 용기와 지혜를 준 것은 다름 아닌 위대한 자연이었습니다.

  이렇게 소중한 자연의 위대함을 널리 알리고 싶어서, 칠순이 넘은 나이도 잊고 이곳 양신생활원을 찾은 이들과 함께 살아가고 있습니다. 바쁜 삶 속에서 몸과 마음이 지친 이들과 만나고 헤어지면서 어려움도 많고 때론 힘에 겨울 때도 있지만, 그보다 기쁘고 보람 있을 때가 더 많습니다. 지치고 병든 몸으로 찾아와서 완쾌되어 떠나기도 하고, 완쾌되지 않아도 내 병을 내가 고칠 수 있다는 희망을 가득 안고 떠나는 이들을 보면 어찌 기쁘지 않겠습니까.

  아직 부족하고 못난 사람이지만 살아오면서 내 눈으로 보고 들고 깨달은 이야기를 정리하여 두루 전하고 싶었습니다. 단 한두 사람이라도 이 책을 읽고 건강과 평화를 되찾을 수 있다면 좋겠다는 바람으로……. 이제 실천하는 것은 독자들의 몫입니다. 아무쪼록 이 책이 세상에 나올 수 있도록 애써주신 산지니 출판사 식구들과, 바쁘신 가운데도 추천의 글을 써주신 천주교 부산교구 좌동성당 배상복 신부님, 부산대학교 박정환 교수님께 고마운 인사를 전합니다. 더구나 어려운 처지에서도 체험담을 써주신 모든 이들에게 마음을 담아 절을 올립니다. 삶이 다하는 그날까지 잊지 않겠습니다. 고맙습니다.

2013년 봄날
양산 영축산 기슭에서
박정덕

● 차례 ●

추천의 말 건강하고 행복한 삶을 · 6
추천의 말 몸과 마음이 지친 이들에게 · 8
여는 글 죽었던 목숨이 다시 살아나고 · 10

첫째 마당

몸이 가지고 있는 자연치유력

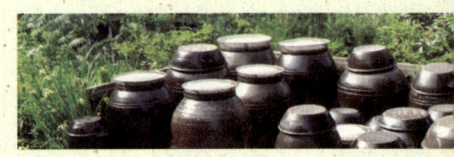

몸이 좋아하는 소리 · 21
몸이 들려주는 소리 · 24
몸이 가지고 있는 자연치유력 · 28
우리는 자연과 하나다 · 34
자연의 법칙에 따라 · 37
자연, 참 위대한 스승 · 42
자연치유, 또 다른 삶의 자신감 · 46
난치병, 어떻게 보아야 하는가 · 50
암이 찾아올까 불안하십니까 · 54
사람을 살리는 '박정덕표 김치' · 60
자연건강법, 실천하면 생활비가 반으로 · 66
함께 느끼고 체험하기를 · 72

● 둘째 마당

단식은
칼 없는 수술

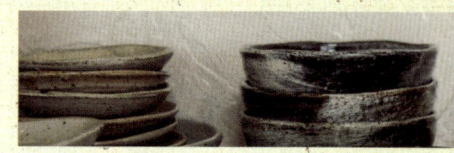

단식은 '칼 없는 수술' · 77
찬물을 사랑하라 · 85
나무만 볼 것이 아니라 숲을 · 90
푹신한 침대를 버려라 · 94
옷을 얇게 입자 · 98
심장이 춤추게 하자 · 102
신비체인 내 몸을 누가 돌볼 것인가 · 106
감기와 몸살 그리고 통증 · 109
목욕, 무엇이 문제인가 · 112
반드시 껍질을 먹자 · 115
세균 오염도가 가장 높은 곳이 집 안이다 · 119
사람을 살리는 힘 · 124
편작과 자연요법 · 131
내 몸을 아프게 한 것은 바로 나 · 134
나는 1일 2식, 자연식을 한다 · 141
잠시 멈추었을 뿐인데 · 145
어제와 다른 오늘을 · 147

셋째 마당

자연치유
체험 이야기

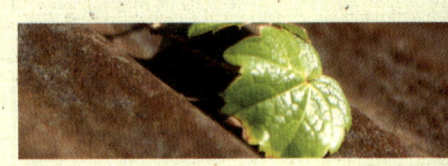

죽음의 문턱까지 갔다가 다시 살아났습니다 · 153
내 몸속에 어떤 병이 자라고 있을까요 · 162
내 몸을 남한테 맡기지 말고 · 165
나만의 건강법, 단식-1박2일 체험기 · 174
건강을 잃으면 모든 것을 잃는다 · 179
배운 대로 믿음을 갖고 · 184
외할머니의 잔소리 · 191
단식은 내 인생의 동반자 · 196
세상에 둘도 없는 친구에게 · 205
암에서 해방되고 싶습니다 · 210
자연치유의 놀라움 · 212
혼인 30주년 '단식 여행'을 마치고 · 217

● 넷째 마당

민간요법

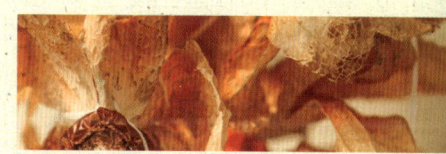

마고약 · 227

매실 · 230

죽염 · 233

천일염 · 235

부록

설문조사 · 239

친정어머니께 · 246

양신생활원 안내 · 251

참고문헌 · 253

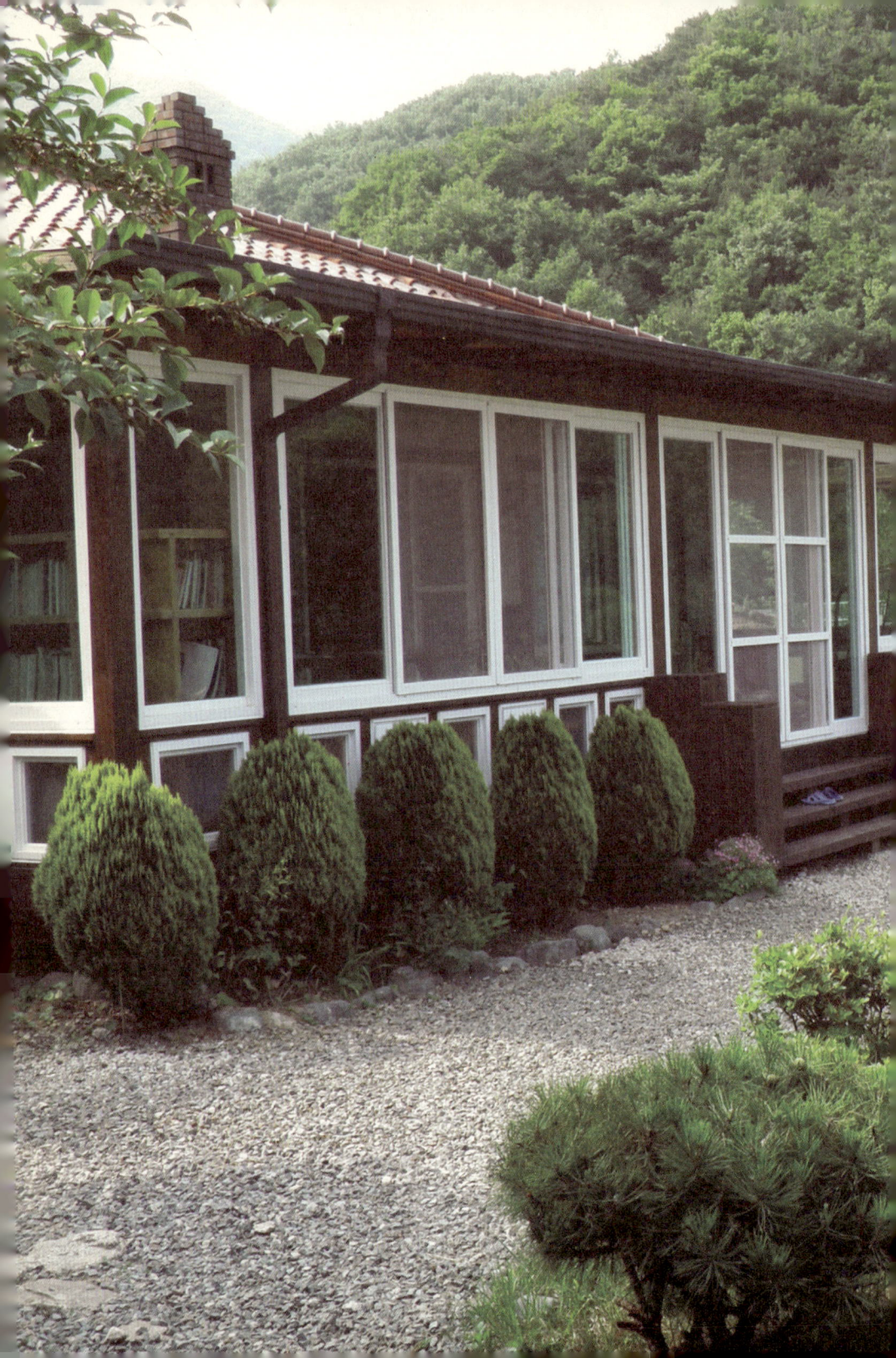

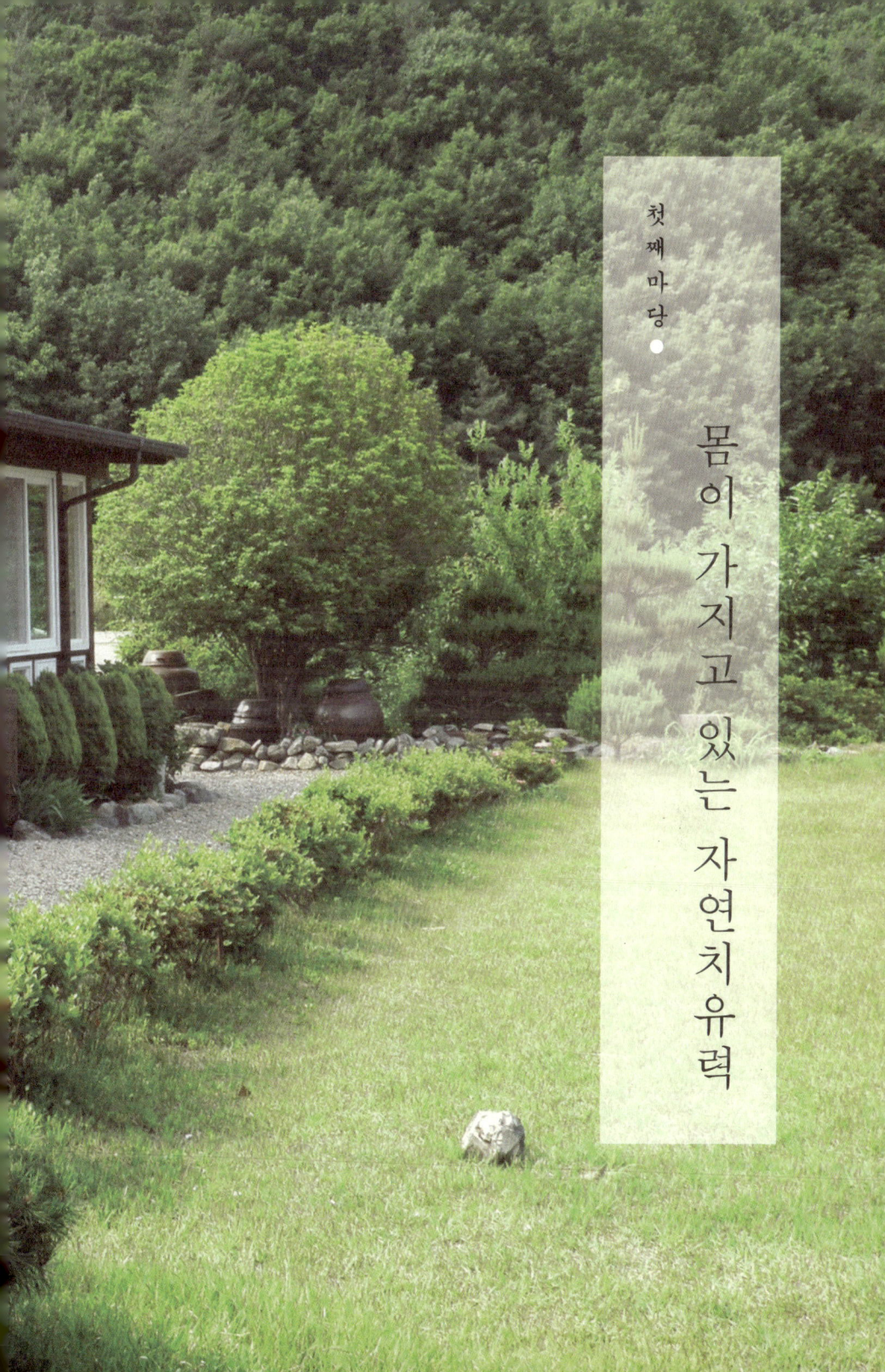

첫째마당

몸이 가지고 있는 자연치유력

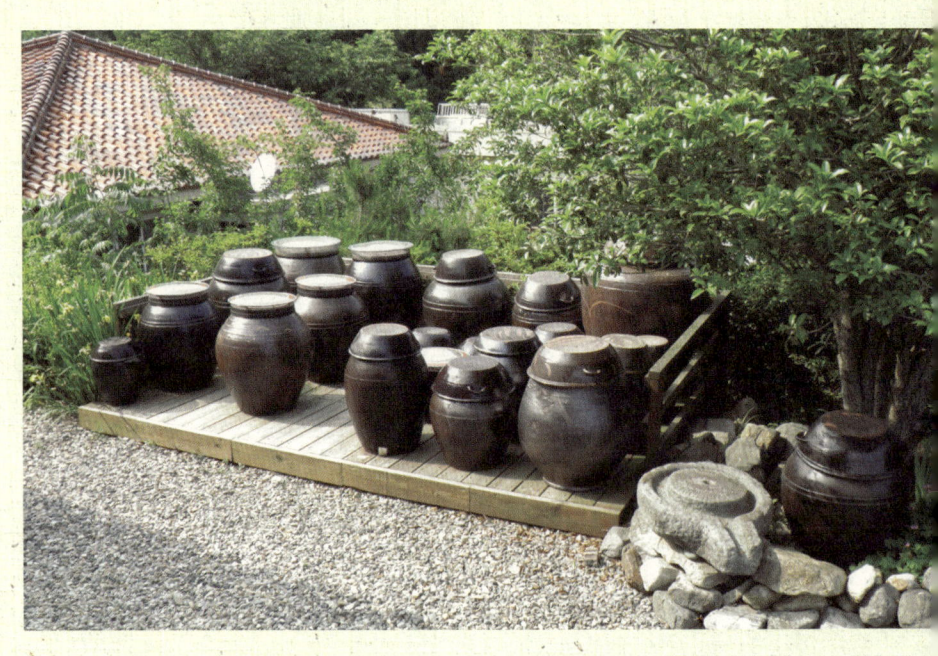

맑디맑은 공기와 힘찬 기운이 혈액순환을 잘 시켜
생생해진 몸은 담력을 얻는다.

몸이 좋아하는 소리

나는 양산 상북면 내석리의 인적이 드문 영축산 기슭에서 산다. 구불구불한 길을 오르다가 차 한 대가 겨우 들어갈 만한 길을 한참 조심스럽게 올라와야 한다. 자동차 두 대가 지나칠 수 없는 좁은 길이어서, 이 길을 운전하다 보면 '반대편에서 오는 자동차가 없게 해주소서!' 하는 기도가 절로 나온다.

가끔 택시를 타고 찾아오는 사람은 택시 기사의 볼멘소리를 참아야 한다. "양산시에 무슨 이런 곳이 다 있어요?" 어떤 택시 기사는 '오늘 운이 굉장히 좋지 않구나!' 하고 생각할 수도 있다. 택시 요금을 더 요구하는 기사도 있지 않을까 싶다. 요즘 어디나 배달되는 택배도 우리 집까지는 잘 오지 않으려고 하니까 말이다.

양신생활원을 처음 찾는 사람들은 먼저 이렇게 묻는다.

"어휴, 이런 깊은 산속에서 혼자 살면 무섭지 않으세요?"

"텃세가 센 산속에서 어떻게 혼자서 살아요?"

이런 질문을 가끔 받으면 나는 그냥 웃고 만다. 하룻밤을 지내고 나면 스스로 답을 찾기 때문이다. 하룻밤을 보내고 새벽기운을 맞이한 사람들은 숲에서 나오는 맑고 힘찬 기운을 온몸으로 느낀다. 긴 호흡을 하면 몸이 새로운 힘을 얻는다. 맑디맑은 공기와 힘찬 기운이 혈액순환을 잘 시켜 생생해진 몸은 담력을 얻는다. 무서울 게 없어진다.

우리 몸은 자연 속으로 들어가 하나가 될 때 몸도 마음도 평안하다, 든든하다, 자유롭다. 마치 엄마의 자궁 안에 있는 태아처럼. 누구나 알고 있듯이 사람은 자연의 일부다. 그래서 자연 속에서 완전해지는 것이다.

양신생활원에는 대문이 없다. 한겨울에도 나는 밤새 창문을 활짝 열어놓고 잠을 잔다. 아침에 일어나서는 풍욕을 한다. 그리고 찬물로 얼굴을 씻고 머리를 감는다. 내 몸 안의 기관들이 몸을 데우기 위해 활발히 일하도록 깨끗한 공기와 찬물을 만나게 하는 것이다. 내 몸 주변이 따뜻하고 안락하면, 몸 안의 기관들은 게으름을 피우기 때문이다.

현대병의 근원은 우리 몸의 기관들을 게으르게 한 데서 비롯되지 않았을까? 걷지 못하게 하는 자동차, 씹지 않고 삼키는 음식물, 몸이 푹 꺼지는 소파와 침대, 여름에는 시원하다 못해 추운 에어컨, 겨울에는 반바지만 입어도 되는 더운 난방……. 몸의 기관들이 그만 자기 할 일을 잊어버리니, 생생해야 할 몸의 기관들이 농땡이를 부리고 있는 것이다. 게으른 생활은 온갖 병의 유혹에 내 몸을 열어 놓는 것이나 다름없다.

나는 겨울에도 난방을 거의 하지 않는다. 그 대신 이불을 꼭 덮고 잔다. 나는 내 몸이 스스로 열을 내도록 주변 온도를 낮게 유지한다. 체온과 면역력의 연관 관계는 이미 많은 의학자들이 밝혀놓은 바 있다. 장수 지역에서 자연요법을 연구한 이시하라 유미 박사는 체온을 1도만 올려도 면역력이 크게 높아져 감기와 아토피는 물론 고혈압, 당뇨병 따위의 현대병을 상당 부분 해결할 수 있다고 밝혔다. 의학 전문의며 영상의학 전문가인 사이토 마사시 박사는 체온이 1도 내려가면 면역력은 30% 떨어진다고 말했다. 반세기 동안 인간의 체온은 1도 가까이 떨어졌다고 한다. 현대인의 낮은 체온이 몸 안의 신진대사를 굼뜨게 해 숱한 질병의 원인이 되고 있는 것이다.

처음 생활원을 찾은 사람들이 얼추 내 사는 모습을 보면, 참으로 불편하기 이를 데 없다고 할 것이다. 그러나 사나흘쯤 함께 살면서 자신의 몸속에서 들려오는 소리를 들어보라. 나는 단언할 수 있다. '당신의 몸이 정말로 좋아하는 소리를 듣게 될 것이다.'

몸이
들려주는
소리

사람의 침을 현미경으로 살펴보면 화가 났을 때는 밤색이고, 슬플 땐 회색, 괴로울 땐 분홍색, 즐거울 땐 청색이라고 한다. 화가 났을 때 분비된 밤색의 침 2밀리그램을 실험쥐에게 먹였더니 경련을 일으키며 죽었다고 한다. 이는 인간의 마음 상태가 우리 몸에 미치는 영향을 단적으로 보여준 사례다. 마음의 분노와 증오는 우리 몸을 병들게 하는 주범인 것이다.

 자기 몸의 상태는 자신이 가장 잘 알 수 있지 않을까? 우리 몸은 항상 체온 섭씨 36.5도 안팎을 유지하기 위해 부지런히 움직이고 있다. 이 균형이 깨져 몸의 부조화와 불균형이 오래되면 사람마다 약한 부분에서 '나쁜 소식'이 들려온다. 속이 거북하다, 소화가 잘 안 된다, 머리가 띵하다, 똥을 잘 누지 못한다, 자주 피곤하다……. 이쯤 되면 몸에 이상이 왔다는 신호이다. 내 몸에서 들려오는 작은 소리에도 귀를 기울여야 한다. 문제는 내 몸에서 들려오는 소리를 예사로 여기기 때문에 큰 병이 생기는 것이다. 그런데 사람들은 자기 몸에서 내는 소리를 듣지 않고 남의 소리를 들으려고 한다. 그래서 무조건 병원으로 달려간다.

 몸의 이상증세에 대처하는 우리의 모습에 대해 곰곰이 생각해보자. 자주 소화가 안 되는 이가 병원을 찾는다. 위내시경 검사를 한다. 그러나 의사로부터 특별한 이상소견을 듣지 못한다. 살아가다 몸에서 어떤 증상이 나타나면 무조건 병원을 찾기보다 자신의 생활을 뒤돌아보는 일이 우선 필요하다. 병원에 가느라 들이는 시간과 돈과 노력을 이렇게 쓴다면, 앞으로 자기 몸에 어떤 문제가 생겨도 스스로 해결할 수 있게 될 것이다. 더구나 시간과 비용까지 줄일 수 있으니 얼마나 바람직한 일인가.

 나는 기본적으로 모든 병을 약으로 고칠 수는 없다고 생각한다. 만약 그렇다면 부자가 병에 걸려 죽는 일이 없어야 하지 않겠는가? 부자는 늘 행복하고 평화로워야 한다. 부자는 약을 사 먹을 수 있는 돈이 있으니까 말이다.

 고혈압, 당뇨, 심장병, 피부병 따위를 보면 자매들처럼 서로 같이 따라다닌다는 것을 쉽게 알 수 있다. 그러니 근본을 해결하지 않고는 끊임없는 악순환에서 벗어나기 힘들다. 이상증세의 원인을 찾아 이를 개선하면서, 우리 몸을 순환하는 혈액이 원활하게 돌 수 있도록 해야만 건강을 되찾을 수 있을 것이다.

 우리 몸처럼 정직한 것은 없다. 우리 몸은 소우주이며 자연의 일부다. 우주만물을 창조하신 하느님은 우리 인간을 완전체로 만드셨다. 자연과 같이 완전한 몸을 주신 것이다. 그래서 우리 몸은 자연처럼 스스로 치유할 수 있는 능력을 지니고 있다. 몸에서 일어나는 병은 인간이 완전한 상태의 몸을 잘 관리하지 못한 데서 시작된 것이라고 말할 수 있다. 몸의 주인으로서 몸이 들려주는 소리를 무시하지 말고 가만히 귀를 기울이고 응답하자. 이렇게 우리가 몸을 배려한다면 몸은 완전체이므로 스스로 치유력을 발휘한다. 몸은 주인의 뜻과 정성에 정직하게 반응할 것이다.

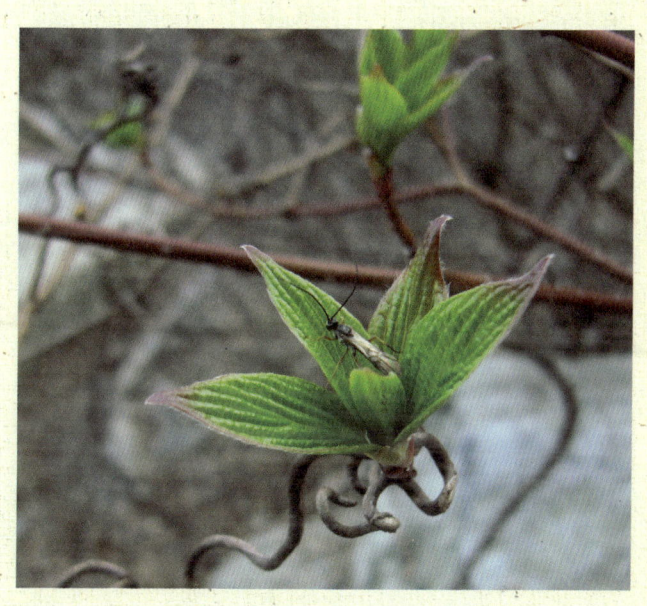

우리 몸처럼 정직한 것은 없다.
우리 몸은 소우주이며 자연의 일부다.

몸이
가지고 있는
자연치유력

하늘의 새들을 눈여겨보아라. 그것들은 씨를 뿌리지도 않고 거두지도 않을 뿐만 아니라 곳간에 모아들이지도 않는다. 그러나 하늘의 너희 아버지께서는 그것들을 먹여주신다. 너희는 그것들보다 더 귀하지 않느냐? 너희 가운데 누가 걱정한다고 해서 자기 수명을 조금이라도 늘릴 수 있느냐? 그리고 너희는 왜 옷 걱정을 하느냐? 들에 핀 나리꽃들이 어떻게 자라는지 지켜보아라. 그것들은 애쓰지도 않고 길쌈도 하지 않는다. 그러나 내가 너희에게 말한다. 솔로몬도 그 온갖 영화 속에서 이 꽃 하나만큼 차려입지 못하였다. 오늘 서 있다가도 내일이면 아궁이에 던져질 들풀까지 하느님께서 이처럼 입히시거든, 너희야 훨씬 더 잘 입히시지 않겠느냐?

—마태복음 6장 26절~30절

종교인이든 아니든 자연과 가까이 살아보라. 이런 성경 말씀에 저절로 고개가 끄덕여질 것이다. 그러나 도시에서 하루하루 바쁘게 살아가는 사람들은 그런 기회조차 갖기가 쉽지 않다. 인간이란 본래 영과 혼과 몸이 함께 어우러진 존재인데, 각각을 마치 기계의 부속품처럼 대하며 살아가니 온갖 문제가 생기는 것이다. 몸과 마음에 깊은 병이 들고 나서야 비로소 자연을 찾고 근본을 뒤돌아보니 어찌 안타깝지 않겠는가.

일흔 해를 넘게 살다 보니 병이란 '몸을 좀 쉬게 해주라'는 명령이고 '지난 삶을 반성하라'는 신호라는 걸 알았다. 그래서 사람들에게 병이라는 불청객이 찾아왔을 때는 무조건 병원을 찾기보다 자연을 찾는 '의연함'이 필요하다는 것도 알았다. 병이란 그동안의 잘못되고 부주의한 섭생과 생활습관으로 생긴 것임을 인식하고 근본적인 대책을 하나하나 실천하는 것이 중요하다는 것도 알았다. 그래서 자연의학은 지식이 아닌 올바른 생활의 실천이라고 할 수 있다.

누구나 혼자 산길을 천천히 걷다 보면 발병의 원인은 그 무엇도 아닌, 자신의 몸에 배려를 하지 않은 '자신'임을 깨닫게 된다. '병은 내가 만들었구나!' 우리나라 농촌이 하루아침에 무너지지 않았듯이, 자연이 하루아침에 오염되고 파괴된 것이 아니듯이, 자신의 병도 수년 또는 수십 년에 걸쳐 몸속에 자리 잡은 것이다. 사람들은 자기 몸속에 병이 깊이 자리 잡고 나서야, 비로소 가슴을 치고 통곡을 하는 것이다.

그래도 때는 늦지 않았다. 흔히 늦었다고 생각할 때가 가장 빠른 때라 하지 않던가. 병에 걸리면 가장 먼저 단식을 해야 한다. 사람마다 조금은 다를 것이나, 무엇보다 그동안 몸속에 쌓인 독소와 과잉영양을 없애야 한다. 동물들을 찬찬히 살펴보라. 동물들은 병에 걸리면 스스로 먹는 것을 거부한다. 어린 시절, 우리 집에서 키웠던 진돗개 복실이는 가끔 며칠씩 음식을 전혀 먹지 않고 웅크리고 있다가 슬그머니 일어나 동네를 돌곤 했던 기억이 난다. 지금 생각해보면 복실이는 자기 몸에 생긴 이상 상태를 어떻게 바로잡을지 이미 알고 있었던 것이다. 음식을 먹지 않으면 몸속에 새로운 생화학적 상태가 생기는데, 이것이 몸의 회복을 빠르게 해주는 것으로 알려져 있다. 몸은 필요할 때를 대비해 몸속에 '예비품'을 가지고 있으므로, 병중에 아무것도 먹지 않아도 아무 지장이 없음은 의학적으로 이미 알려진 사실이다. 한 자연의학자는 만일 우리가 동물처럼 몸이 가진 본래의 회복력을 발휘하도록 하고 싶다면, 그저 산성 음료를 마시는 것으로 충분하다고 일러준다.

병든 이가 기운을 차리게 한답시고 보신 음식을 먹게 하는 것은 오히려 몸을 악화시키는 독이 된다. 고혈압, 당뇨, 심장병, 동맥경화, 신장병 따위의 현대병은 대부분 많이 먹어서 몸의 오장육부를 지치게 해 독소와 노폐물이 쌓여 발생하는 경우가 많다. 여기에다 보신음식을 더한다고 생각해보라. 얼마나 끔찍한 일인가. 손님이 집에 찾아온다고 할 때 가장 먼저 하는 것이 무엇인가? 집은 지저분

한데 새 가구를 들여놓는 어리석은 사람은 없을 것이다. 먼저 집 안을 깨끗이 청소해야 한다. 우리 몸에도 병이라는 불청객이 찾아왔을 때, 몸 안 청소부터 하여 신진대사를 도와야 한다.

요즘 사람들은 아무 생각도 없이 약을 너무 자주 먹는다. 아이들이 감기에 걸리면 엄마들은 기다릴 겨를도 없이 병원으로 데리고 간다. 감기에 걸리면 콧물이 나고 목이 붓고 오한이 나면서 열이 오른다. 열이 나는 것은 백혈구 속의 림프구가 감기바이러스와 싸우고 있는 상태이다. 말하자면, 몸에 열이 나는 것이 아니라 몸 스스로가 체내의 감기바이러스를 이기기 위해 일부러 열을 내는 것이다. 길어야 일주일이면 감기바이러스와 싸워 평소의 체온을 찾게 된다. 이런 과정 속에서 몸의 면역력이 길러지는 것이다. 그래서 '감기몸살'을 감기를 통해 몸을 살리는 것이라고 말하기도 한다. 몸 안의 독소를 열을 통해 몸 밖으로 내보내니 하는 말이다.

그러나 요즘에는 몸을 살리는 감기몸살이 힘들다고 하여 대부분 약에 의지한다. 감기몸살이 나면 해열제를 먹이고, 두통이 일어나면 두통약을, 피부발진에는 연고부터 바른다. 이런 식으로 계속하면 우리 몸은 점점 게을러지고 농땡이를 부리게 된다. 몸이 스스로 자기 몸을 살리는 자연치유력을 점점 상실해가는 것이다. 이럴 때는 체온보다 낮은 물에 목욕을 하여 면역 기능을 활발하게 도와주는 게 훨씬 낫다. 내 안에 있는 자연치유력에 대한 믿음이다.

세계보건기구(WTO)가 해마다 '세계 보건의 날' 이면 항생제 오남용에 따른 내성으로 수십만 명이 목숨을 잃고 있다며 대책마련을 경고한 지 오래다. 어린이들은 어른의 2.5배에 이르는 항생제를 남용하여 이미 심각한 상태이며, 항생제 효과가 없는 어린이 환자가 갈수록 늘어나고 있는 추세라고 한다. 따라서 병원에 가서 치료를 받아도 아이들 병은 쉬이 낫지 않는다. 왜 그럴까? 감기바이러스는 열에 약하기 때문에 내 몸에서 열을 내는 것이다. 그런데 그런 과정을 해열제를 통해서 막아버리니, 몸은 스스로를 방어할 힘을 잃고 마는 것이다. 몸에서 이상 신호를 보내면 우리는 몸이 스스로 일할 수 있게 배려해야 한다. 우리는 우리 자신의 몸조차 배려하지 않는 잘못을 너무나 자주, 그리고 쉽게 저지른다. 이제 감기몸살에 걸려도 감기약이나 해열제를 거절해보라. 자신의 몸이 보내는 소리를 귀 기울여 듣고, 우리의 몸이 가진 능력을 믿고, 그 자연치유력이 각자의 몸에서 충분히 발휘되도록 하는 일이 우리가 해야 할 일이다. 자연 속에서 자연의 기운을 받을 수 있도록 충분히 교감하고 쉬는 일 말이다.

영양과잉은 건강을 해치고
과식과 과욕은 무서운 질병을 가져온다.

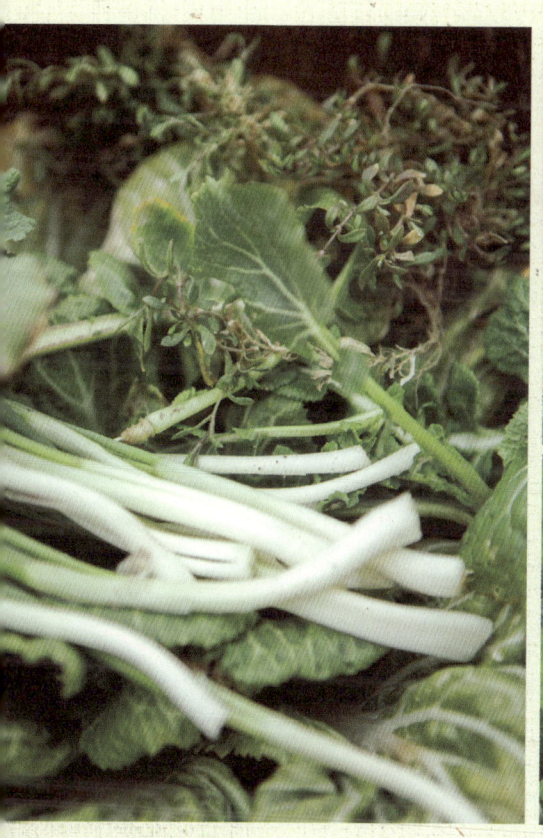
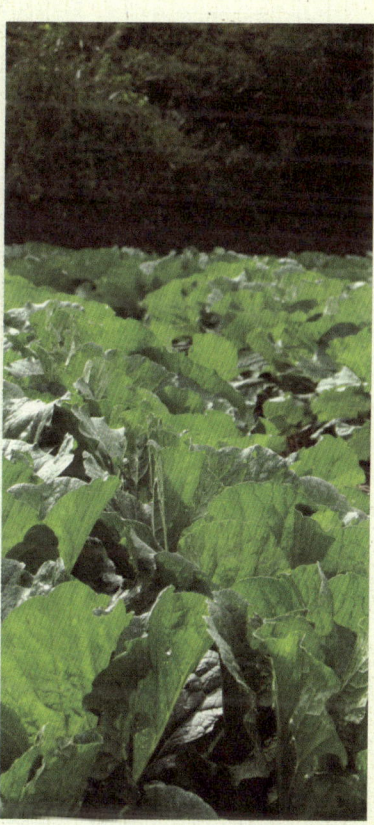

우리는
자연과 하나다

　우리 몸을 자동차에 비유해보자. 같은 공장에서 똑같은 모양의 많은 자동차가 생산되어 나오지만 고장 나는 부위는 똑같지 않다. 우리 몸도 태어날 때부터 선천적으로 어느 부위가 약하게 태어나기도 하고, 또는 살아가면서 생활 습관과 환경에 따라서 어느 부위가 약해지기도 한다.

　고혈압, 당뇨, 암 따위의 현대 질환들은 못 먹어서가 아니라 너무 많이 먹어서 생긴 병이라고 한다. 영양과잉은 건강을 해치고 과식과 과욕은 무서운 질병을 가져온다. 그래서 어떤 학자들은 하루 세 번의 규칙적인 식사와 더불어 소식을 강조하기도 하고, 어떤 학자는 1일 2식을, 어떤 학자는 1일 1식을 권장하기도 한다.

　나는 10여 년 동안 아침은 오전 9시에, 점심은 오후 3시에 먹고 저녁은 먹지 않는 생활을 하고 있다. 어떤 학자는 생리적으로 오전에는 배설기관(콩팥)이 일을 하고 소화기관은 쉰다고 하여 아침을 먹지 말라는 주장을 하기도 한다. 그러나 나는 자기 몸의 신호에 따라 아침이든 저녁이든 자유롭게 선택하여 실행하는 것이 좋다고 본다. 왜냐하면 배가 고플 때 먹고, 무엇보다 먹고 나서 몸을 쉬도록 해주는 것이 중요하다고 보기 때문이다.

우리가 반드시 알아야 할 부분은, 인간의 몸은 완전한 존재지만 모두 같지는 않다는 점이다. 몇 초 사이로 태어나는 쌍둥이조차 겉모습이나 속 모습이 다르듯 인간은 모두 다르다. 이 점을 우리 모두는 인정해야 한다. 사람마다 생각이 다르듯 몸의 특성도 갖가지다. 겨울에도 내복을 못 입는 양체질이 있고, 여름에도 뜨거운 물로 목욕하는 음체질이 있다. 부모의 유전자, 태어난 곳, 자란 곳 등에 따라 몸의 특성이 달라지기 때문이다.

나와 같으면서 같지 않음을 인정하는 것이 우리 삶의 출발이 되고 사람살이의 기본이 돼야 한다. 우리가 함께 살아가면서 다른 사람이 가지고 있는 유익한 것은 본받아야 한다. 그리고 자신을 들여다보고 생각하면서 자신만의 특성을 찾아 살아가려는 지혜가 필요하다.

예를 들면, 현미는 누구에게나 좋다. 백미보다 식이섬유가 많고 필수영양소 22가지가 풍부하게 함유되어 있어서 현미로 밥을 지어 먹으면 좋다는 것은 잘 알려져 있다. 녹황색 채소와 곡식류 등은 대체로 우리 몸에 유익한 것으로 알려져 있다.

그러나 수영이라는 운동이 있다. 운동은 대체로 모두에게 유익한 것으로 알고 있지만, 수영이 모두에게 좋은 것은 아니다. 날마다 운동을 하는 것이 좋다고 믿은 A 씨는 바쁘고 힘든 직장생활을 하면서도 새벽에 수영하는 것을 잊지 않았다. 10년 남짓 수영을 했다. 하지만 그에게 찾아온 것은 루프스였다. 직장생활에서 스트레스를 많이 받은 것이 큰 원인으로 보이나, 과격한 운동으로 몸을 쉬게 해주지 않았던 것도 적지 않은 원인이었다. A 씨에게는 수영보다 그 시간에 잠을 자거나 휴식을 취하는 일이 더 필요했는지도 모른다.

흔히 정신적으로든 육체적으로든 타인이 '나와 같지 않다'는 점이 상처가 될 때가 많다. 그러나 '모두 나와 같지 않다.' 내게 당연한 것이 타인에게는 당연하지 않을 수 있다. 타인에게 당연한 것이 내게 그렇지 않을 수 있다. 병이 났을 때도 마찬가지다. 같은 병을 앓고 있는 A와 B가 있다. 그러나 이 두 사람에 대한 처방은 달라야 한다. 두 사람의 체질이 다르기 때문이다. 물론 병이 났을 때 공통적으로 취할 수 있는 처방이 있다. 하지만 그 다음 단계에 들어가서는 사람마다 다르게 처방해야 한다. 우리는 모두 같으면서 다르기 때문에. 그러나 이 모든 '다름'도 자연과 가까워지면 병은 저절로 멀어진다는 점에서는 똑같다.

자연의
법칙에
따라

내 삶은 유달리 힘들었다. 똑같은 일을 해도 다른 사람보다 두세 배 더 많이 해야 했다. 그런데다 나는 어떤 일이든 몸을 생각하지 않고 뛰어드는 성격이다 보니 결국 몸이 버티지 못하게 되었다. 몸에 이상이 온 뒤에야 비로소 몸을 낫게 하려고 무척 애썼다. 그러나 병든 몸은 나아지기는커녕 이상하게 계속 악화되고 날이 갈수록 병의 종류도 늘어만 갔다.

어느 순간, '이게 아니다' 싶은 생각이 들었고, 그때부터 내 몸을 가만히 살펴보았다. 그제야 병이 난 근본적인 원인을 알게 되었고, 그에 맞는 조치를 취하니 언젠가부터 시나브로 그 많던 증상들이 하나둘 없어지기 시작했다. 내 몸을 제대로 볼 수 있게 된 뒤로, 나는 다른 사람의 몸 상태도 잘 이해하게 되었다.

사람들은 대부분 몸에 이상증상이 나타나면 오직 그것에만 집착하곤 한다. 현대의학은 그 증상들로 수없이 많은 병에 이름을 붙이고, 이론을 세우고, 시술 방법을 끊임없이 발표한다. 그래서 사람들은 자기의 병이 그 많은 이론과 해석, 치료 방법을 통하면 나을 수

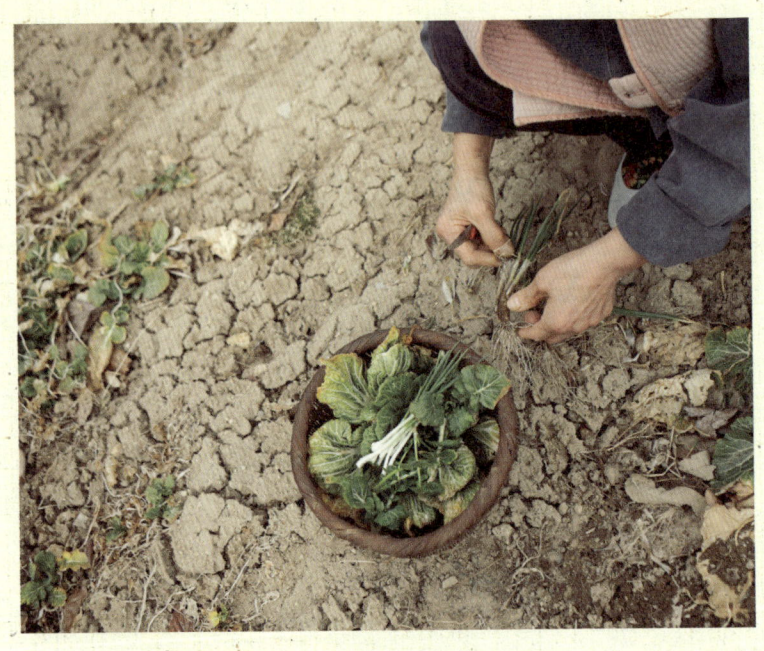

사람과 자연은 그대로 두면
톱니바퀴가 서로 잘 맞춰 움직이듯이 조화롭게,
보조를 맞춰가며 돌아간다.

있다고 믿게 된다. 문제는, 점점 발전한다는 의학적 성과에도 불구하고 사람들의 병은 줄어들기는커녕 오히려 더 늘어나고 병세도 깊어졌다는 점이다.

내가 경험한 바로는 병이 발생하는 원인은 간단했으며 또 그것을 치료하는 방법도 마찬가지다. 나를 찾아온 사람들은 여기도 아프고 저기도 아프다며 현재의 아픈 몸 상태를 얘기하기 바쁘다. 사실 현재의 몸은 과거의 내가 살았던 습관을 보여주는 것이다. 그러니 앞으로 어떻게 병이 전개될지 뻔히 보이는 것이다. 인체의 모든 신진대사는 내가 먹고 살았던 것을 용케도 인지한다. 정말 내 의지와는 무관하게 음식, 온도, 잠자리 따위에 오감이 저절로 반응하는 것이다. 그리고 그 경험을 토대로 영양분을 만들어 보내고 저장하고 또 필요 없는 노폐물은 밖으로 내보내기까지 한다. 이 모든 작업에는 나름대로 질서가 있어 적당한 환경만 주어진다면 몸이 스스로 알아서 한다.

그러나 요즘 세태를 보면 스스로 살아 숨 쉬는 자생력을 되레 가차없이 무력화시킨다. 내 몸의 문제인데, 내가 주인인데, 어느새 나는 내 몸의 주인이 되지 못하고 만다. 가족의 건강은 몸에 해로운 첨가물이 가득 들어 있는 가공식품과, 오직 돈을 벌려고 농약 범벅인 수입 농산물로 밥상을 차리는 식당에 맡겨버린다. 더구나 사는 것을 보면 휴대전화와 스마트폰에 정신을 팔고, 여름엔 지나친 냉방에, 겨울엔 찜질방에 온돌 침대까지, 그리고 지나친 사우나 문화까지. 어쩌면 좋단 말인가. 몸을 하도 데워 도대체 몸 안이 스스로 움직이고 정화할 기회를 갖지 못한다. 이는 자연환경이 온갖 오염과 개발로 병들어가는 것과 같은 상황이다.

사람과 자연은 그대로 두면 톱니바퀴가 서로 잘 맞춰 움직이듯이 조화롭게, 보조를 맞춰가며 돌아간다. 몸 안을 깊이 잘 들여다보면 몸의 작은 세포에서부터 오장 육부 기관들까지 그들만의 질서가 있다. 지금 두통이 온다면 내 몸의 질서에 문제가 생긴 것이다. 이는 몸의 다른 기관에도 병을 유발하는 요인이 될 수 있다. 무너진 질서를 다시 복구하려면 몇 배의 노력이 필요한 것은 당연한 이치다.

몸의 자생력을 잘 지키려면 자연 질서에 맞게 내 몸의 질서를 의식하고, 바깥 자연 환경과 조화롭게 생활해야 한다. 몸이 원하는 것은 단순하다. 얼마 살지 못하고 죽을 줄 알았던 내가 아직 건강하게 숨 쉬며 살아 있다. 이 얼마나 고마운 일인가. 자연한테 깊이 고개 숙일 뿐이다.

자연은 자연의 법칙을 벗어나지 않는다. 삼라만상은 자연의 일부분으로 존재하게 되어 있다. 어느 한 생명체도 우주의 오묘한 질서를 벗어나서는 존재할 수 없다. 어느 땅에서나 제멋대로 자라는 풀 한 포기도 태양 빛을 향해 자라고 있으며, 나무 뿌리는 물과 태양을 향해 내달린다. 바다에 사는 게는 7월부터 9월, 보름날 밤에 난소가 커져 생식행위를 하고 산란기가 끝나면 난소와 정소가 위축

된다. 임산부도 만조 시에 진통을 겪는 경우가 많고 간조 시에 출산율이 25%나 높아진다고 한다. 계절은 식물에 변화를 일으키고 동물도 털갈이 등으로 계절에 반응한다. 마찬가지로 자연은 인간에게도 분명한 영향을 주고 있다. 삼라만상을 우주와의 긴밀한 관계 속에서 이해하려는 것을 누가 함부로 비과학적이라고 폄하할 수 있겠는가.

자연,
참 위대한
스승

감기에 자주 걸리는 사람은 "나는 원래 감기에 자주 걸린다."며 그냥 감기를 달고 다니는 것이 마치 당연한 일처럼 말한다. 그러면서도 그동안 감기에 걸리게 한 자신의 생활습관이나 몸의 상태는 살펴볼 생각을 하지 않는다. 감기약이 몸에 또 다른 병의 원인을 만들어나가는 것도 어리석게 눈치채지 못한다. 그러나 무엇보다 병의 원인을 자신의 생활 전체에서 찾아보아야 한다. 원인을 제대로 알지 못하면 올바른 치료를 하지 못한다. 몸의 이상 증세는 지금까지 자신이 먹어온 음식, 살아온 환경, 몸에 대한 태도 등을 알게 해주는 신호이다. 이상 증세는 병을 당장 없애라는 '위협적인 신호'라기보다, 병의 원인을 찾으라는 '고마운 신호'로 보아야 한다.

우리 몸은 그저 음식이 들어왔다가 나가는 통로가 아니다. 몸을 감싸고 있는 공기, 햇볕, 물과 같은 자연환경과 생활환경에 영향을 주고받는 '살아 있는 소우주'다. 자연을 보면 건너뛰는 법이 없다. 언제나 차례가 있다. 낮이 지나야 밤이 오고, 사계절은 순서를 바꾸는 법이 없고, 꽃이 피어야 열매를 맺고, 아침에 일어나 먹고 일하고 배설하고, 한 인간이 태어나 기고 걷고 말하는 것 모두, 몸 안의 작은 세포에서부터 오장육부 기관들까지 나름대로 질서를 가지고 유기적으로 활동한다.

그러니 지금 위장병이 걸렸다면 내 몸의 질서에 문제가 생긴 것이라 생각해서 위만 검사하고 치료하기보다 내 몸과 주변 환경을 전체적으로 돌아보며 내 몸의 질서를 복구하는 데 힘을 쏟아야 한다. 나무는 바람이 불든 비가 오든, 새들이 놀러 오면 오는 대로 가면 가는 대로, 그 자리에서 움직이지 않는다. 바람이 세게 불거나 비가 많이 온다고 탓하지 않는다. 우리 몸도 나무에 비유할 수 있다. 병이 오면 뭔가 그럴만한 이유가 있을 것이라 생각하고 지난 삶을 뒤돌아보자. 꿋꿋하게 서 있는 나무처럼 중심이 흔들리지만 않는다면 병은 온 것처럼 가기도 할 것이다. 내 안을 잘 다스리기만 하면 병은 오히려 약이 되는 것이다.

이른 아침에 일어나 천천히 걸으며 주변을 둘러본다. 산과 들에서, 나무와 꽃에서, 물과 바람에서 온갖 생물들이 구석구석 자기의 생명력을 가지고 움직인다. 내 몸 밖의 그것들을 바라보고 있는데 나는 신기하게도 내 몸 구석구석을 들여다보는 것 같다. 자연과 호흡하면 내가 그 속에서 살아 숨 쉬는 것이 그대로 느껴진다.

인체의 모든 신진대사는 그동안 몸이 먹고 살았던 것을 기억한다. 삶의 올바른 질서를 찾다 보면, 몸의 건강은 덤으로 주어진다.

인체의 모든 신진대사는
그동안 몸이 먹고 살았던 것을 기억한다.
삶의 올바른 질서를 찾다 보면, 몸의 건강은 덤으로 주어진다.

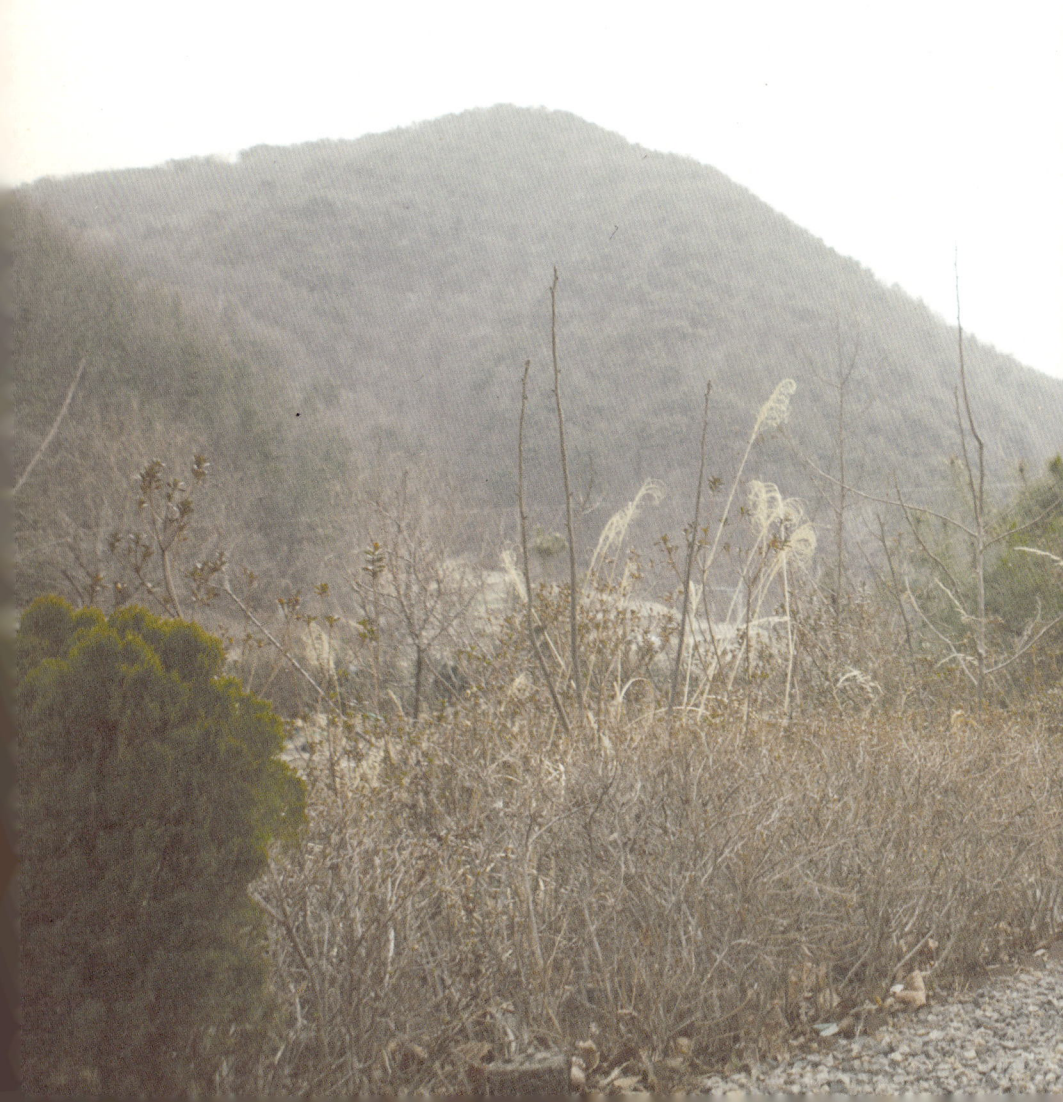

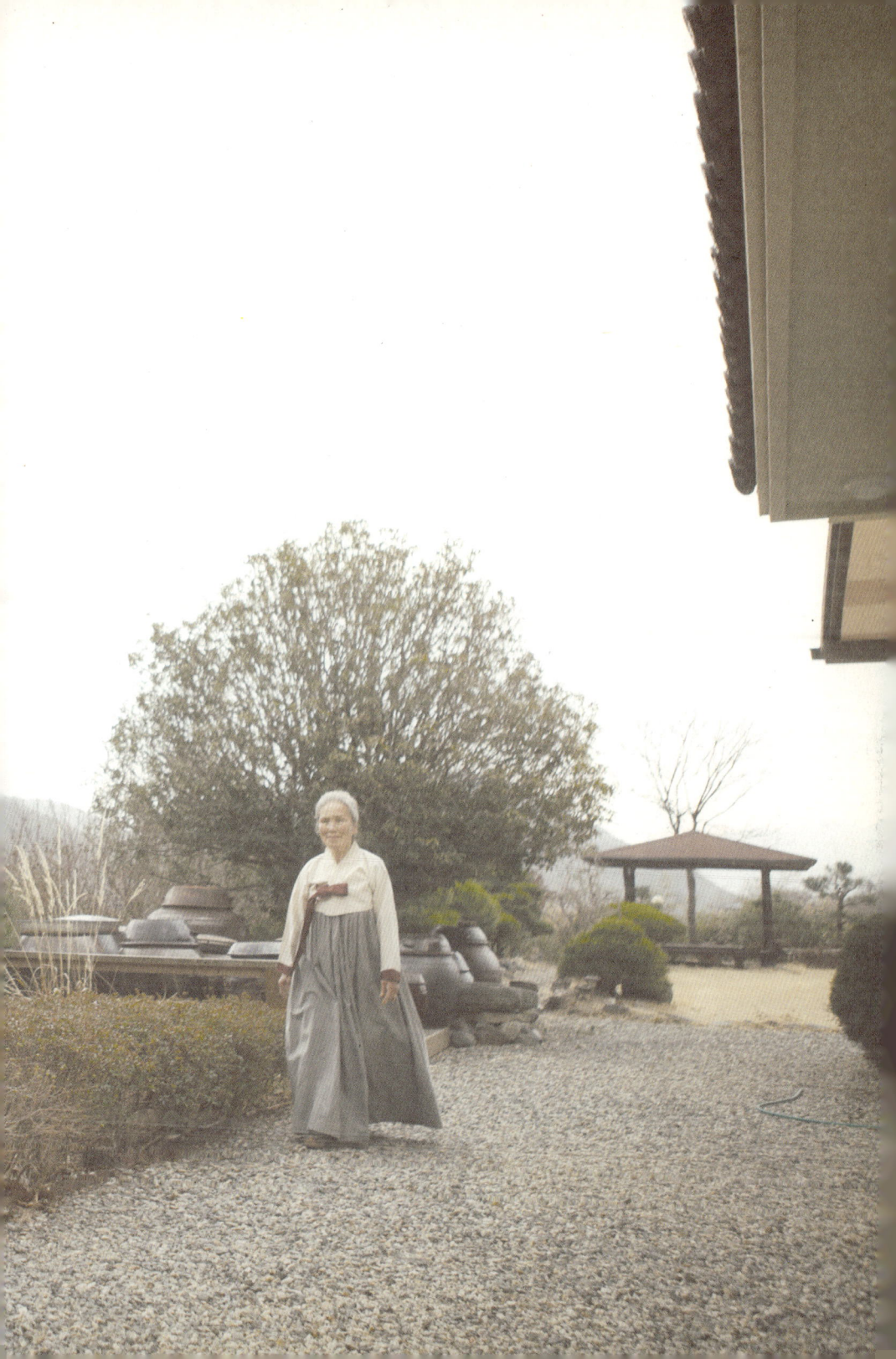

자연치유,
또 다른
삶의 자신감

사람들은 내게 어떻게 자연치유법을 터득하게 되었는지 묻는다. 하기야 늘 병을 달고 다니던 내가 어느새 건강을 되찾고, 전문적으로 배운 것이 없는 데다, 칠순이 넘은 이 나이까지 아픈 사람을 돕고 있으니 궁금하기도 할 것이다.

내가 뇌졸중으로 쓰러져 병원에 실려 갔을 때 병원에서 혼신을 다해 치료를 받았지만 진전이 없었다. 현대의학이 분류하고 체계적으로 정리해왔던 수많은 증상별 치료법은 실제로 큰 도움을 주지 못했다. 그러다가 만난 자연요법은 곧 새 생명을 얻는 것과 같았다. 이는 나 자신을 살게 한 것뿐 아니라, 무엇보다 우리 가족 모두를 건강하게 살 수 있도록 길을 열어주었다.

시대가 급변하고 경쟁이 날로 치열해지는 가운데, 현대인들은 각종 스트레스로 원인을 알지 못하는 병에 걸려 고생하고 있다. 그 와중에 다행스럽게도 우리 아들딸과 손자손녀들이 모두 무탈하게 잘 지낼 수 있는 것은 자연요법 덕분이 아닐 수 없다. 자연건강 수련을 다녀와서 나는 맨 먼저 주방의 싱크대에서 흰 밀가루,

흰 설탕, 흰 소금(맛소금)을 쓰레기통에 버렸다. 내 딸은 지금도 그때 내 행동을 생생하게 기억한다고 말한다. 그 뒤로 지금까지 아들딸 모두 혼인을 하여 가정을 이루었다. 무엇보다 아들딸과 손자손녀들이 병원 한 번 안 가고 자연치유법을 실천하며 건강하게 자라고 있다. 그 모습을 가만히 바라보고 있으면 얼마나 기쁜지 모른다.

전통사회에서는 질병을 치료하는 공간이 집이었다. 원래 병원은 일상의 삶에서 어찌할 수밖에 없는 가난한 병자와 연고자가 없는 이를 위한 수용시설로서 기능했다. 중세 서구 유럽에서 병원이 설립된 배경이 그러하고, 조선시대에는 활인원과 혜민서가 그런 기능을 했던 곳이다. 그런데 언제부터인가 우리 사회에서 병원은 건강 관리는 물론 삶과 죽음까지도 총체적으로 관리하는 공간이 되었다. 더구나 병상의 수와 병원 시설의 수준이 사회 발전을 가늠하는 척도가 되어버렸다. 최고 수준의 병원에서 최고의 진료를 받는 것이 신분을 증명하는 상징이 되어 있기도 하다. 죄를 지은 사람이 수형 생활을 시작하면 이름이 없어지고 수인 번호로 불리듯이, 병든 사람이 병원에 입원하는 순간 이름은 없어진다. '몇 호실 ○○환자'라 부른다. 사람은 없어지고 단지 공격하고 제거해야 할 대상인 병소만 남아 있을 뿐이다.

사람이 살아가면서 누구나 병은 날 수밖에 없다. 흔한 감기와 배탈, 유행성 병 따위가 가는 곳마다 널려 있다. 그러니 부모가 먼저 질병을 두려워하지 않고 자연스럽게 대처하며 이기는 모습을 보여주어야 한다. 그래야만 아이들도 병에 대한 두려움이나 불안감 없이 병을 이기게 되는 것이다. 이는 또 다른 삶의 자신감이다.

내친 김에 우리 손자 이야기를 해보겠다. 손자는 태어나서부터 태열이 심하더니 온몸에 진물이 줄줄 나는 아토피 피부염 증상을 보였다. 솔직히 그때까지 아토피가 그렇게 무서운 병인지 몰랐다. 지금은 아토피라 하면 거의 대부분의 사람들이 알고 있지만, 그때만 하더라도 잘 알려지지 않은 때였다. 나는 손자의 증상을 보면서 걱정이 이만저만이 아니었다. 손자는 아침부터 밤까지 가려워하며 계속 울어댔다. 얼마나 가려웠는지 자면서도 그 작디작은 손으로 피가 나도록 벅벅 긁어댔다. 네 살까지는 발바닥을 제외하고 머리부터 발끝까지 진물이 계속 흘렀다.

나는 그때 자연치유법을 지도하는 위치에 있었지만 고통스러워하는 손자를 바라보면서, 또 자식을 돌보느라 밤새 잠을 못 자는 딸을 바라보면서, 그 아이들의 고통을 덜어줄 수 있는 일이라면 무엇이라도 해주고 싶었다. 너무 가려워할 때면 솔직히 스테로이드제가 들어간 연고를 발라주라고 말하고 싶었다. 그런데 오히려 딸은 밤새 꼬박 아이를 긁어주면서도 자연치유법을 고수하는 게 아닌가? 아이의 피부를 엄마의 손으로 밤새 긁어주는 것은 건포마사지 방법의 하나다. 엄마가 손으로 아이의 피부를 계속 만져주면 아이의 피부에 산소가 들어가 피부가 숨을 쉬면서 자연스럽게 치유가 된다. 지금 중학생이 된 손자는 아주 건강하다. 나는 딸과 함께 웃으며 이야기하곤 한다. 단순하기 그지없는 자연치유의 기적을…….

난치병, 어떻게
보아야 하는가

현대의학은 세균성 질환과 전염병 그리고 수술 등의 외과적 치료에서 위대한 공로를 세웠다. 그러나 자연 환경의 오염과 생태계 변화 그리고 급속한 사회 변화 속에서 현대의학만으로는 해결할 수 없는 난치성 질환이 많이 발생하였다. 의학적으로 원인조차 규명되지 않고 치료되지 않는 질병이 많이 나타나고 있는 것이다. 현대의학으로 어느 정도 치료된다 하여도 그 치료약으로 인한 부작용과 합병증 때문에 사람들의 고통은 줄어들지 않고 있다.

이와 같은 난치병들은 잘못된 식생활로 인한 식원병(食原病), 생존경쟁과 과로 또는 심리적 갈등으로 인한 스트레스병, 약물 남용으로 인한 약원병, 신진대사 장애병이라고 할 수 있다. 따라서 이러한 병들은 신체 어느 한 부위의 '국소병'이 아니라 온몸의 체질적 이상에서 오는 '전신병'이다.

자연의학은 인체와 질병을 생체일자(生體一者)의 원리에 따라 서로 연관된 통일체로 보고 다스리며 특히 정신과 육체를 하나로 보는 심신일여(心身一如)의 일체관으로 관찰한다. 오장육부를 비

모든 생명은 씨앗으로 인해 돋아나고
다시 씨앗으로 결실을 맺는다.

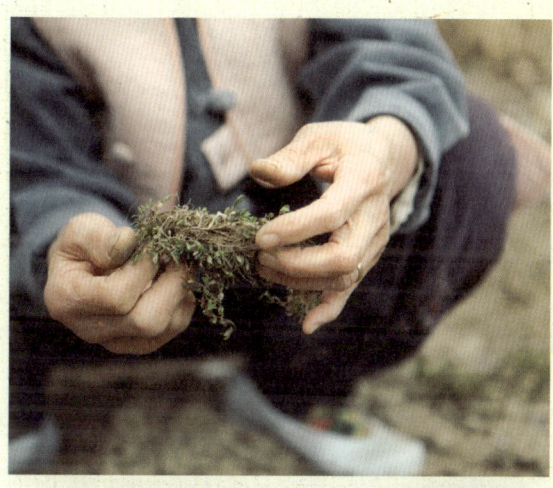

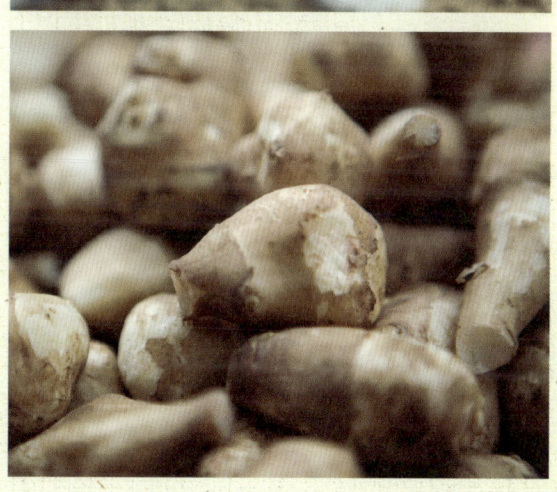

롯한 온몸의 신진대사와 혈액순환, 여러 가지 내분비계의 생리적 작용이 서로서로 연관되어 있음을 강조하고, 몸을 통일적 유기체로서 보고 질병을 다스리며, 몸 전체의 생리적 균형과 조화를 되찾는 것을 목적으로 한다.

치유는 밖에서가 아니라 안에서 시작된다. 모든 생명은 밖에서 만들어지는 게 아니고 내부에서 만들어져 나온다. 모든 생명은 씨앗으로 인해 돋아나고 다시 씨앗으로 결실을 맺는다. 인간이 흙에서 나서 다시 흙으로 돌아가는 것처럼.

누가 몸에 좋다고 하면 보약, 한약, 양약, 갖가지 건강보조식품까지 물불을 가리지 않고 먹는 사람들에게는 내가 말하는 자연요법이 어색할 것이다. 어떤 이는 어떻게 그런 '단순함'으로 치료가 되겠느냐고, "맞지 않다"고 무시하기까지 한다. 사람들은 이 단순함조차 쉽게 받아들이지 못하는 게 현실이다. 그러니 오직 돈과 약으로 병든 몸을 살리려다가 오히려 죽이는 결과를 가져오는 것이다.

인간이 태어날 때의 건강한 상태로 되돌려놓는 것을 목표로 하는 것이 자연치유법이다. 인간의 자연 치유력은 쉽게 확인할 수 있다. 손가락을 베었을 때 흔히 약을 바르고 밴드를 붙인다. 머리가 아프면 진통제를 먹는다. 그러나 대체의학에서는 손가락을 베었을 때 심장 높이로 손을 올려놓고 30~40분만 흔들어주라고 한다. 이러한 행동은 상처를 아물게 한다. 나뭇가지를 자르면 상처를 보호하기 위해 수액이 나오고 자연바람으로 새싹이 돋아나는 이치와 같은 것이다.

　건강하게 살고 싶은 사람은 자기 몸속에서 울리는 통증의 소리를 귀담아 들을 줄 알아야 한다. 설사, 구토, 발열, 발진, 발한, 당뇨, 염증, 경화, 암이 생기면 서양의학에서는 이 증상을 병으로 규정하고 그 증상을 없애기 위한 치료를 한다. 그러나 대체의학, 동의학, 한민족의학으로 불리는 자연요법에서는 이를 자기 몸속의 자연 치유력이 발동하는 증상이자 치유과정으로 본다. 어떻게 할 것인가? 선택은 자기 스스로 해야 한다.

암이
찾아올까
불안하십니까

우리는 흔히 암세포가 암을 만드는 데 1~2년 남짓 걸리는 것으로 생각하지만 큰 착각이다. 암세포가 암으로 발전하는 기간은 대략 9~10년이라고 한다. 그렇다면 어쩌면 지금 현재 우리의 몸속에는 암세포가 자리 잡고 점점 커가는지도 모른다. 그러나 반드시 기억해야 할 것은 면역력을 강화시키면 암세포는 맥없이 소멸된다는 점이다. 면역력이 강하면 어떤 세균이 들어와도 끄떡없게 된다.

암을 유발하는 요인은 곳곳에 있다. 여러 해 전, 체르노빌 원자력 발전소의 고로가 녹으면서 방사선이 유출되었다. 그때 수많은 사람들이 방사선에 노출되어 혈액암으로 고통받았다. 각종 암을 유발하는 바이러스와 발암물질들도 자주 거론된다. 아이들이 잘 먹는 과자와 기름진 음식 따위의 유해 성분이 인체에 쌓이면, 활성산소가 작용하여 발암물질이 발생하게 된다는 것은 누구나 잘 알고 있는 상식이다.

암을 일으키는 가장 큰 요인은 무엇인가? 두말할 것도 없이 자연에서 멀어지는 생활이다. 자연적인 생활을 하고 있는 파키스탄의

훈자 마을이나 흑해와 카스피해 사이의 코카서스 지방에는 암 환자가 드물다. 그러니 사람은 자연 속에서 자연과 더불어 살아야만 건강한 삶을 누릴 수 있는 것이다.

암으로 판명되었을 때에는 어떻게 대처하여야 하는가? 우리 몸의 세포를 더 이상 소비할 수 없는 상태가 되면 암세포도 연료가 된다. 따라서 필요한 것은 단식이다. 단식 요법은 우리 신체의 생리적 본능을 이용하는 철저한 근본 요법이다. 자연의 동물들은 신체에 질병이 생기면 일체 음식을 먹지 않는다. 이렇게 동물들은 먹지 않고 병을 낫게 하는 자연의 섭리에 따르고 있다. 동물들은 지식도 없는데 자연 섭리에 따라 종족 번식은 물론이고 스스로 질병도 고치며 살고 있다. 동물의 삶을 예사로 볼 일이 아니다.

암을 비롯한 현대의 모든 질병은 공해와 농약에 오염된 음식 그리고 가공식품, 첨가물이 들어 있는 음식 따위를 마구 먹어 생기는 병이다. 따라서 과잉된 영양의 찌꺼기를 비워주고 지친 몸을 쉬게 해주는 배려가 필요하다. 먹는 일을 잠깐 쉬어 피를 맑게 하면 병균을 이겨낼 수 있는 자연치유력을 회복할 수 있다. 단식은 몸속에 세균들의 먹을거리인 과잉된 영양분을 태워 노폐물과 독소를 제거하기 때문이다.

기름값보다 비싼 물을 돈 내고 먹으면서도 불안을 떨칠 수 없는 환경오염도 심각하지만, 세균이 배양되는 몸속 환경오염도 시급한 문제다. 이때 생활습관을 스스로 잘 살펴 모두가 치료의 근원을 찾

아무리 건강한 사람일지라도
어떤 음식이든 꼭꼭 씹어
천천히 먹는 버릇을 들여야 한다.

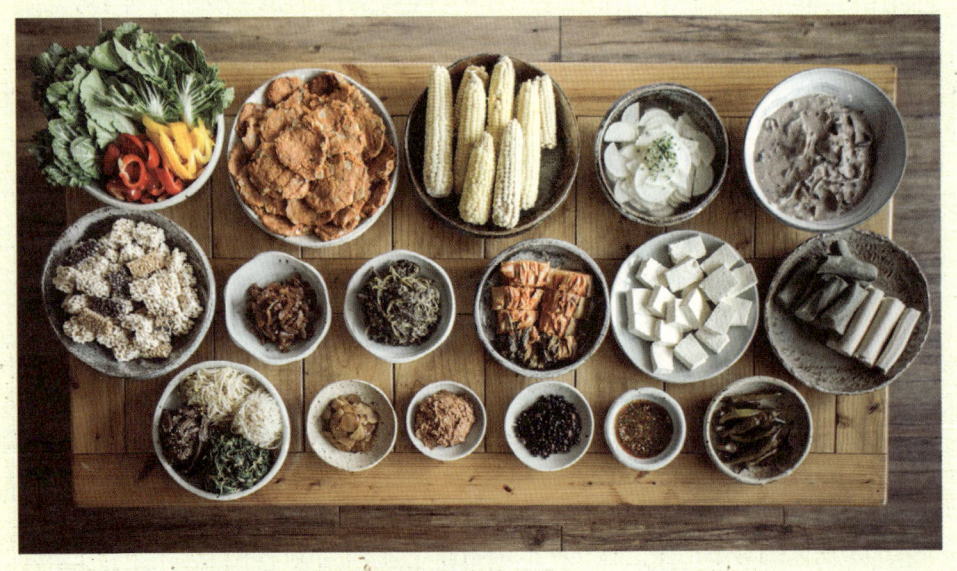

기를 바란다. '재물이 많으면 도둑이 올까 불안하다.' 이 말은 우리 몸의 건강에 대해서도 딱 들어맞는 말이다. '뱃속에 영양분이 많으면 암이 올까 불안하다.'

모든 병균은 자신이 번식할 수 있는 배양체가 있을 때 번식한다. 쓰레기통에 쓰레기가 담겨 있을 때는 부패균을 넣지 않아도 썩는다. 반대로 빈 쓰레기통에는 병균을 아무리 넣어두어도 균이 번식하지 않는다. 그렇다면 문제는 균이 아니라 균이 번식하는 배양체라는 결론이 나온다.

인체의 생명활동 가운데 병균이 번식하는 배양체인 노폐물이 가장 많이 생기는 것은 음식과 관계가 있다. 인체 내에서 균이 번식하는 배양체인 노폐물을 해독하는 기관인 간, 폐, 피부, 신장, 대장 등은 인간이 태어날 때부터 몸 안에 존재한다. 그런데 인체 스스로가 처리할 수 있는 이상의 노폐물을 생성하는 부절제한 생활을 계속한다면, 인체 내에는 미처 처리하지 못한 노폐물이 각 장기에 축적되고 그것을 토대로 암이 번식하면 간암, 신장암, 대장암, 췌장암 따위가 된다.

누가 무어라 해도 가장 큰 원인 가운데 하나는 음식이다. 첫째, 소화과정에서 인체가 완전히 소화시킬 수 없어 몸 안에 부산물을 남기게 되는 음식인 육류, 생선, 유제품 등이다. 모든 동물성 단백질은 소화과정에서 시체독, 부패독이라고 하는 푸토마인 푸토레신, 그리고 황산, 인산, 요산 등 산성 유독 물질을 대량으로 발생시킨다. 그러니까 기능이 약한 몸 안에 고기를 넣는 것은 몸을 썩게 하는 것이다.

둘째, 씹지 않고 먹는 음식과 첨가물이 잔뜩 섞여 있는 부드러운 가공식품들은 입에서부터 소화액이 충분히 섞이지 않고 위장으로 들어간다. 그래서 몸속에서 부패되어 노폐물이 쌓인다. 아무리 건강한 사람일지라도 어떤 음식이든 꼭꼭 씹어서 천천히 먹는 버릇을 들여야 한다. 볶은 곡식과 현미떡 같은 음식들을 만들어 두었다가 먹는 것이 좋다. 꼭꼭 씹지 않으면 목으로 넘어가지 않으니까 말이다.

셋째, 하루 중 인체가 가장 피로하고 소화기능이 떨어지는 저녁에는 음식을 먹지 않는 게 좋다. 소화가 잘 되지 않으면 암 균이 번식하는 노폐물이 가장 많이 생긴다. 저녁밥만 먹지 않아도 암으로부터 어느 정도 벗어날 수 있다.

넷째, 소화력의 한계를 넘는 과식은 부패되어 암이 번식하는 노폐물이 많이 생긴다. 대변에 악취가 심하거나, 변비가 있거나, 아니면 여러 가지 이유로 대변의 상태가 좋지 않을 때는 누구나 조심해야 한다. 왜냐하면 먹은 음식이 부패되어 인체 내에 암을 일으킬 수 있는 환경이라는 것을 대변이 말해주는 것이기 때문이다. 그러니 절대 과식하지 마시라.

다섯째, 과도한 스트레스나 불면증, 수면 부족 따위로 몸의 각 조직이 정상적으로 기능할 수 없을 때, 암을 일으키는 독소가 많이 배출된다. 그러니 욕심을 버려야 한다. 사람이 아무리 애를 써도 안 되는 일이라면 주어진 삶을 기쁘게 받아들여야 한다. 결국 암의 원인은 정상 세포를 암세포로 변이시키는 암 균이 문제가 아니다. 암을 일으키는 균이 번식하는 배양체인 노폐물(독소)이 문제다.

  암이 찾아올까 두려워 마시라. 자연 속에서 자연과 더불어 자연과 하나가 되어, 스스로 가난하고 소박하게 살기만 해도 암은 저만치 멀어질 것이다.

사람을 살리는
'박정덕표 김치'

다른 음식도 그렇겠지만 집집마다 김치 재료를 보면 그 집 음식의 정서를 어느 정도 알 수 있다. 겨울만 되면 우리 집 김치를 넘보는 사람들이 줄을 잇는다. 그러니까 내가 병이 들어 두 번씩이나 쓰러지고 난 뒤, 자연건강법을 받아들이고부터 우리 집 '김치 역사'는 새롭게 시작되었다.

나는 시골에서 자랐다. 시골에서는 쌀만큼이나 김치가 없어서는 안 될 소중한 음식이다. 그래서 철마다 산과 들에서 자란 재료들로 갖가지 김치를 담그는 법을 자연스럽게 배웠다. 우리 어머니는 특히 여름철 열무김치를 참 맛깔나게 담그셨다. 그리고 해마다 허리가 휘도록 김치를 담아서 도시에 사는 자식들한테 철마다 보내주셨다. 그 모습을 보고 배운 탓인지 나도 아들네며 딸네며 애들이 오면 뭐라도 싸서 보낼 궁리부터 한다. 생활원(단식원) 일이 아무리 바빠도 내 가족 입에 들어가는 음식이라 정성껏 만들어주고 싶은 것이다. 그것이 나를 살리고 자식들을 살리고 우리 모두를 살리는 '사람의 길'이라 믿기 때문이다.

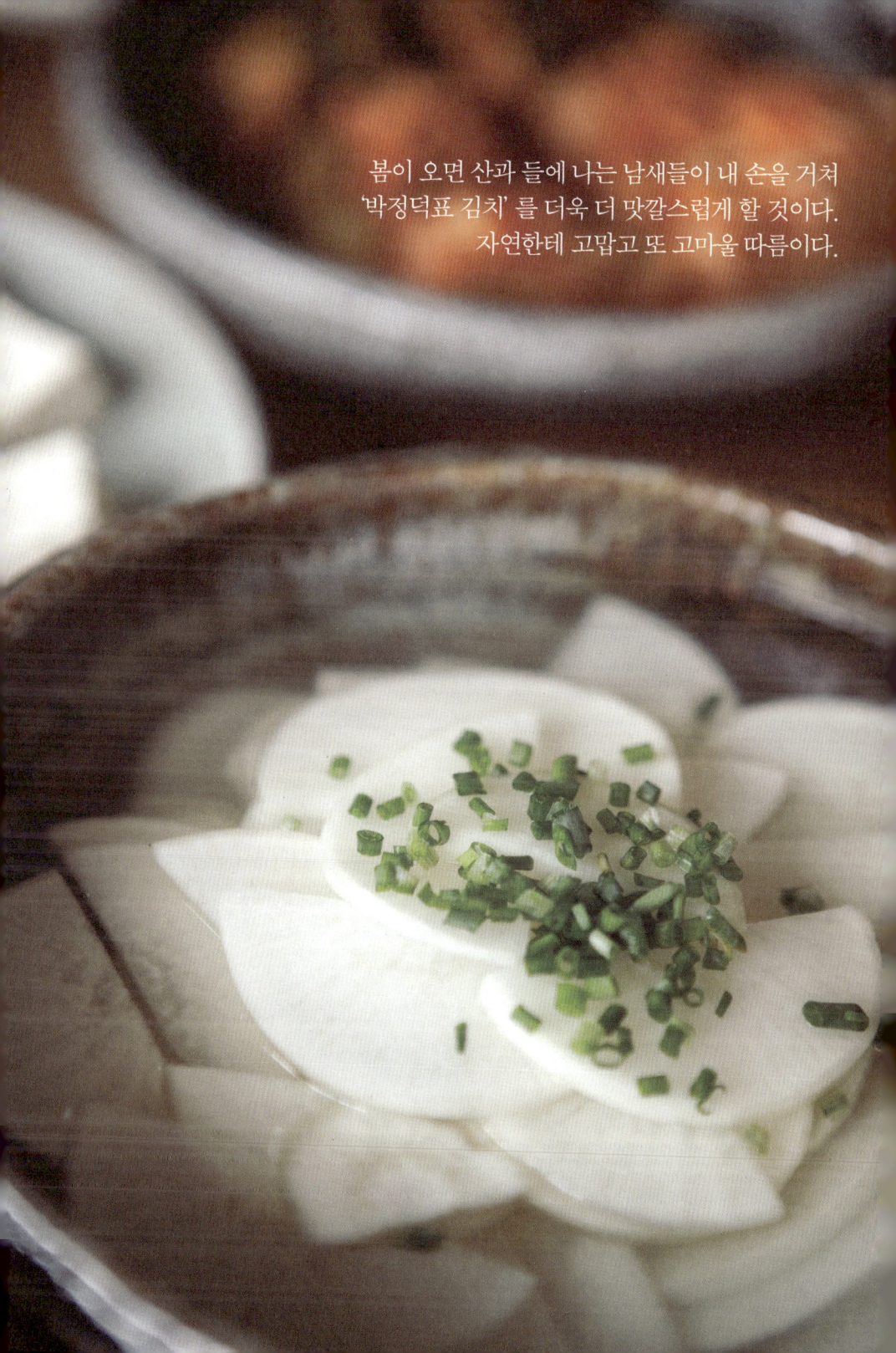

봄이 오면 산과 들에 나는 남새들이 내 손을 거쳐
'박정덕표 김치'를 더욱 더 맛깔스럽게 할 것이다.
자연한테 고맙고 또 고마울 따름이다.

나는 산골에서 살다가 혼인을 하면서 남편 따라 도시에서 살게 되었다. 그때 처음으로 화학조미료 맛을 보았다. 그것을 한 숟가락 넣으면 갑자기 맛이 변하는 것을 보고 참 신기하게 생각했다. 좀 '세련된' 집은 그것을 사다가 모든 반찬에 넣어 먹는다고 했다. 그 당시에 'OO다시다'가 유행하여 나도 하숙집을 운영하면서 그 다시다를 이용하여 반찬을 해본 적이 있다. 그러나 그게 우리 미각을 마비시키고 음식 본래의 맛을 잃게 만든다는 것을 깨닫기까지는, 그리 오래 걸리지 않았다.

어쨌든 지금처럼 자연건강법을 익히기 전에는 김치 안에 젓갈류를 넣고, 더구나 고단백 생물들을 다양하게 넣는 것을 아주 중요하게 여겼다. 그래서 김장할 때 생굴이며 조기를 넣어 김치를 담갔다. 맛있게 잘 담근다는 칭찬을 들은 기억이 새록새록 난다. 자연건강법을 알고 난 뒤에도, 나는 김치에 꼭 젓갈이 들어가야 한다는 고정관념을 버리지 못했다. 그래서 자연건강법을 실천하면서 육류는 일체 입에 대지 않으면서도 생선은 먹었다. 어느 날, 진정으로 자연과 호흡하려면 땅에 있는 것으로 충분하다는 것을 깨닫고부터 생선류도 먹지 않게 되었다. 그때부터 김치에 들어가는 젓갈에 대해서도 고민하기 시작하였다.

나는 오랫동안 육식을 하지 않고 땅에서 나는 자연음식을 먹으며 살고 있다. 이렇게 자연건강법이 자리 잡으면서 젓갈을 넣지 않고 김치를 담그기 시작했다. 이게 '옳다, 그르다'의 의미가 아니다.

다만 내가 내 몸에서 요구하는 소리를 듣고, 잘못된 욕구나 관습에 얽매이지 않으려고 스스로 결정한 일이다.

우리 겨레는 사시사철 김치 없이는 밥을 거의 먹지 못한다. 그렇게 없어서는 안 될 김치 안에 동물성인 젓갈류를 넣지 않는다는 것은 용기가 필요한 것이다. 더구나 젓갈류를 넣지 않고 제대로 자연 고유의 맛을 내기 위해 해마다 다양한 실험을 했다. 그 뒤로, 언제부턴가 내가 만든 김치를 선물로 받은 분들한테 이런 인사를 자주 듣곤 한다. "어이구, 원장님이 보내주신 김치는 우리 집 보물입니다. 꿀단지처럼 잘 보관하여 귀하게 먹고 있습니다."

올해도 생활원 가까이에 있는 남새밭을 갈고 있다. 김치에 들어갈 재료를 키우기 위해서다. 마당 한쪽에는 서해안 천일염이 5년 넘게 간수를 빼서, 소금 원래의 유기질, 무기질들이 살아서 김치의 맛을 살려주려고 대기 중이다. 그리고 배추와 무, 과일즙과 곡물, 고춧가루 등 갖은 양념과 어우러져 양신생활원 '박정덕표 김치'를 더욱 더 맛깔스럽게 할 것이다.

나는 손님이 올 때마다 자랑삼아 '박정덕표 김치'를 내놓는다. 사람들은 김치 맛이 독특하고, 아주 깔끔하고, 감칠맛이 난다고 한다. 김치는 내가 자연건강법을 그대로 실천한 삶의 한 부분이다. 그리고 우리 가족에 대한 사랑의 표현과, 새로운 도전과, 모든 사람들이 건강한 삶을 누리게 하고 싶은 소박한 소망이 그 안에 담겨 있다. 그래서 우리 집을 찾아오는 손님들에게 김치를 낼 때마다, 내 자신이 뿌듯하고, 기쁘고, 행복하다.

　기다리고 기다리던 봄이 저 낮은 데서부터 천천히, 천천히 오고 있다. 봄이 오면 산과 들에 나는 남새들이 내 손을 거쳐 '박정덕표 김치'를 더욱 더 맛깔스럽게 할 것이다. 자연한테 고맙고 또 고마울 따름이다.

나는 모든 음식에 전통 된장과 간장을 쓴다.
반찬은 가까운 들과 산에서 순수 기르거나 채취한다.
문만 열고 나가면 사철 갖가지 채소들이 풍성하다.

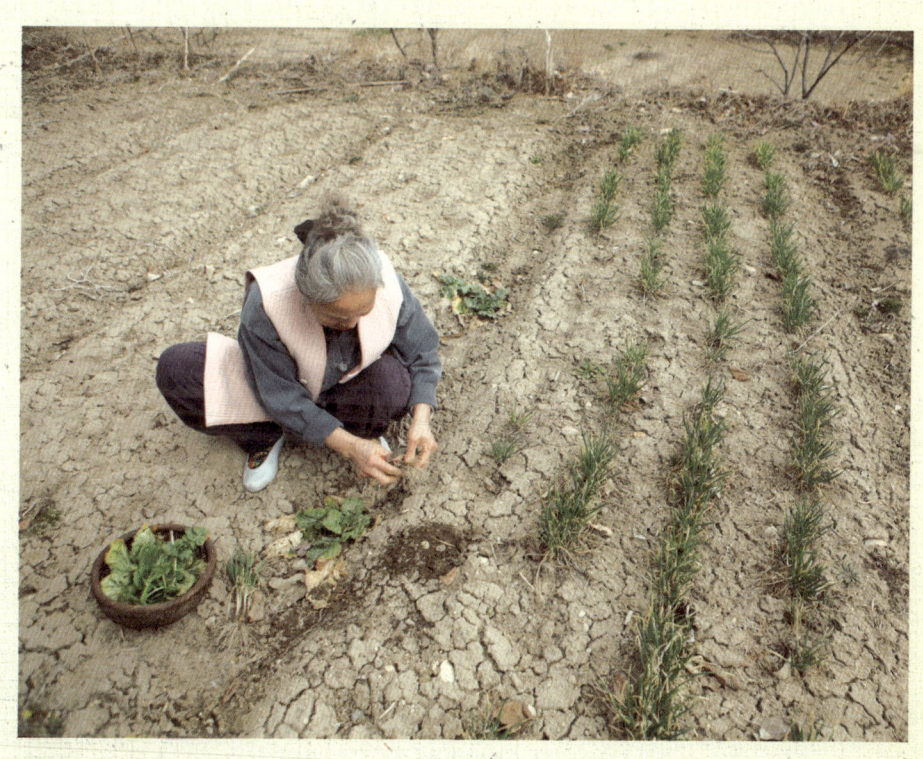

자연건강법,
실천하면
생활비가 반으로

요즘은 '웰빙'이란 이름이 들어가면 돈이 많아야 누릴 수 있다고 생각하는 사람들이 많다. 내가 운영하는 양신생활원에는 일반 사람들이 생각하는 웰빙보다는 다른 차원의 웰빙을 찾아서 오는 사람들이 있다. 특히 지치고 병든 몸과 마음을 원래의 자연으로 회복시키고자 찾아오는 사람들이 많다. 자세하게 말하자면, 생활습관병(현대병)인 암, 비만, 고혈압, 당뇨, 중풍, 우울증 등으로 찾아오는 사람이 가장 많고, 가끔 자연생활에 관심이 있는 사람, 스트레스로 심신이 지쳐서 쉬고 싶은 사람들도 찾아온다. 때로는 휴가철에 가족이 모두 단식을 하며 몸과 마음을 돌보려고 일부러 틈을 내어 찾아오기도 한다. 다시 말하면 찾아오는 사람마다 다양한 동기와 목적을 가지고 오는 것이다.

어떤 사람은 양신생활원에서 단식을 하려면 돈이 얼마나 드는지 물어본다. 몸 상태와 머물 기간을 나름대로 정해 얼마 정도의 돈이 든다고 자세하게 설명을 하면 조금 부담스러워하기도 한다. 그럴 때는 참으로 마음이 안타깝다. 왜냐하면 정말 먹고살기 어려운 사람이라면 얼마든지 이해할 수 있지만, 대부분은 그렇지가 않기 때문이다.

  몇 년째 병원에 다니며 온갖 독한 약을 다 먹어도 몸이 낫지 않는 사람, 사람들이 몸에 좋다고 하는 갖가지 보신 식품을 먹고는 몸이 더 나빠진 사람, 사이비 기도원 따위에 들어가 몸과 마음과 돈까지 다 빼앗기고 돌아온 사람, 유명한 점쟁이를 찾아다니며 이래저래 속고 또 속아 재산도 잃고 건강마저 잃고 찾아오는 사람, 살을 빼려고 약을 먹었다가 깊은 병까지 얻은 사람······. 나는 이런 사람들을 만나면 문득 이런 생각이 든다. '사람들은 왜 흐르는 물길이 막혀 물이 고여 썩고 있는데 물길을 제대로 뚫어줄 생각은 안 하고, 쓸데없이 돈 들여 고생까지 하며 엉뚱한 곳에 땅만 파는 것일까? 하나밖에 없는 소중한 자기 몸을 이렇게 생각도 없이 마구 다루어도 되는 것일까? 귀한 돈과 시간을 왜 저런 곳에 낭비하는 걸까? 어지간한 병은 자연건강법을 실천하면 스스로 고칠 수 있는데······.'

  자연건강법을 실천하고부터 나는 마트 따위는 거의 가지 않는다. 어쩌다 지나가는 길에 생활용품을 사려고 마트에 가보면 어찌나 사람이 많은지, 물건값을 주려면 한참 줄을 서서 기다려야 한다. 마트 가까이에 사는 사람들은 거의 날마다 마트에 가서 물건을 사는 걸까? 요즘 사람들은 가족들이 나들이 삼아 마트에 간다고 한다. 더구나 어린 자식을 키우는 어머니들이 마트에서 인스턴트 음식을 아무렇지도 않게 손수레에 집어넣는 것을 보고 있으면 참 안타깝고

슬프다는 생각마저 든다.

　날이 갈수록 물가는 오르고 살림살이는 쪼들린다. 그러니 스스로 제 건강을 제대로 돌보지 못하면 쪼들리는 살림은 더욱 쪼들리게 될 것이다. 그런데도 바쁘다는 핑계로 제 목숨과 가족의 목숨을 살려주는 음식을 마트에서 쉽게 해결하려고 하는 짓은 매우 어리석고도 위험한 일이며, 스스로 죽음의 길을 선택하는 일이다.

　이럴 때일수록 우리는 멀리 내다봐야 한다. 무엇이 나를 살리고 우리 가족을 살리는 길인지. 아무리 삶이 지치고 바쁘더라도 건강만은 스스로 챙겨야 한다. 그래야만 남은 삶을 행복하게 살 수 있다. 히포크라테스는 "음식을 당신의 의사 또는 약으로 삼으라. 음식으로 고치지 못하는 병은 의사도 고치지 못한다."고 했다. 그리고 "병을 고치는 것은 환자 자신이 갖고 있는 자연치유력뿐이다. 의사는 그것을 방해해서는 안 된다."고 했다. 천 번 만 번 되새겨 들어야 할 말이라 생각한다.

　"사람이 술에 취하면 행동이 달라지듯 식품에 첨가된 화학물질이 들어가서 이것이 몸속에 쌓이면 정신과 행동이 이상해진다."(미국, 버나드 위스 박사)

　"식품에 첨가된 화학약품이 몸속에 쌓이면 학교 등교 거부, 반항심 고조, 학습 불능 등의 문제아가 된다."(캐나다, 브라운 박사)

　위와 같은 유명한 박사들의 말을 빌리지 않더라도 인스턴트 음식으로 죽어가는 사람의 숫자가 교통사고로 사망하는 숫자보다 많으며, 월남 전쟁으로 죽은 군인의 숫자보다 훨씬 많을 것이다.

나는 우선 모든 음식에 전통 된장과 간장을 쓴다. 반찬은 가까운 들과 산에서 손수 기르거나 채취한다. 문만 열고 나가면 사철 갖가지 채소들이 풍성하다. 그 채소들을 다양하게 저장하여 한해 내내 먹는다. 또 틈이 나는 대로 산야초를 말리거나 덖어 차로 우려 마시고, 효소를 만들어 먹는다.

옷은 통풍이 잘되고 헐렁한 옷을 입는다. 새옷보다는 늘 입던 낡고 해진 옷을 좋아한다. 그래야만 내 몸이 훨씬 가볍고, 남한테 나를 내세우려는 마음도 사라진다.

잠자는 동안에도 내 몸에 산소 공급이 원활하고, 몸과 마음이 편안하기 위해 가벼운 이불을 덮는다. 춥다고 지나치게 보온에 치중하기보다 자연의 순리에 따라 추우면 추운 대로 산다. 그러니 난방비가 훨씬 줄고 겉치레에 들어가는 비용도 줄어든다. 이렇게 자연 생활을 하면 의식주가 단순해진다. 의식주가 단순해지면 병이 찾아오지 않는다. 병이 들지 않으면 병원에 가야 할 필요도 없다. 그리고 나는 간식을 절대 먹지 않는다. 그러니 생활비가 줄어들 뿐 아니라, 언제나 밥맛이 좋아 설레는 마음으로 밥 먹을 때를 기다린다.

자연 속에 이 한 몸 누일 수 있는 집이 있고, 산과 들에 온통 하늘이 주신 먹을거리가 있고, 마음을 나눌 수 있는 따뜻한 사람들이 있다면 이 얼마나 큰 축복인가. 내가, 아니 우리가, 어떤 생각으로 사느냐에 따라 세상은 달라 보일 것이다. 우선 생각부터 해보자. 나는 누구인가? 나는 어디서 왔다가 어디로 가는가? 어제도 가고 오늘도 가는데 어디로 가고 있는가? 내가 가는 이 길이 나를 살리고, 가족을 살리고, 우리 모두를 살리는 길인가? 스스로 묻고 또 물어봐야 한다. 그리하여 우리 모두 건강하고 행복한 삶을 오래도록 누리며 살아야 한다.

지친 몸과 마음을 비우고 함께 자연을 느끼고 체험하다 보면
'자연건강법이 이런 것이구나!' 저절로 알게 될 것이다.

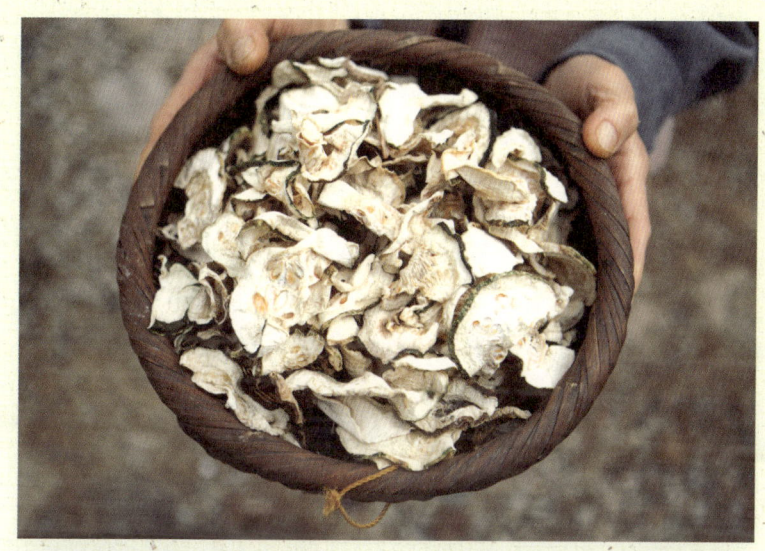

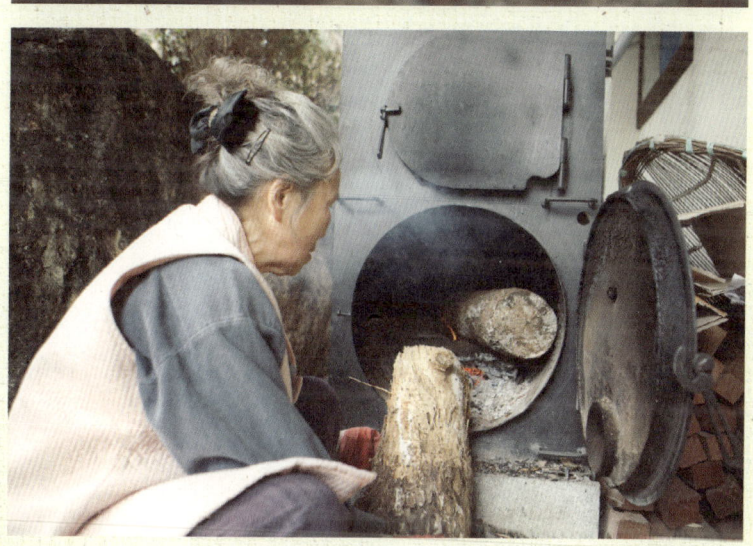

함께 느끼고
체험하기를

사람이 태어나면서 우는 소리는 슬픔도 기쁨도 아닌 생명의 소리다. 생명이 탄생하면서 숨을 쉬며 우는 것이다. 그렇게 울면 주변에서 모든 생명들이 환하게 웃으며 그 생명을 따뜻하게 안아준다. 그리고 태어나는 순간, 세상에 순응하는 법을 깨닫게 된다. 어쩌면 삶의 기초는 이렇게 자연스럽게 받아들이고 순응하는 것인지도 모른다.

이렇게 태어난 소중한 존재들이 고통스럽게 살아가고 있는 모습을 우리는 자주 본다. 그 원인은 여러 가지가 있다. 우선 아이들이 먹는 음식이 어른들의 돈벌이 수단으로 변하여 2차, 3차 가공되어 온몸을 병들게 한다. 입는 옷은? 피부가 숨을 쉬지 못하게 꽉 조이는 옷을 입고 다닌다. 다만 남한테 날씬하게 보이기 위해서다. 잠을 자는 집은? 살아 있는 흙의 기운을 받지 못하고 대부분 공중에 붕 떠 있고, 온갖 독소를 뿜어내는 화학제품들로 말미암아 우리도 모르는 사이에 병이 깊어지고 있다.

이런 현실이니 우리 아이들은 항상 병든 음식과 긴장되는 옷을 입고 병든 환경 속에서 불안하게 잠을 잔다. 또한 보는 것, 듣는 것, 만지는 것, 움직이는 것들이 딱딱하고 무서운 기계에 둘러싸여 있다. 이런 현상은 무얼 말하는 걸까? 우리 사회가 소중한 생명을 학대하는 것이 아니고 무엇이겠는가? 이것을 인식하지 못하는 사람은 자기가 낳은 생명을 스스로 내팽개치는 것이다.

요즘은 모든 것이 교육과 학습으로 통하다 보니, 사람들이 가끔 이런 질문을 내게 할 때가 있다. "자연건강법을 간단하게 배울 수 있는 방법이 없습니까?" 자연이 곧 삶이고 순리인데 간단하게 배울 수 있는 게 아니지 않는가. 자연건강법이란 우리가 자연 속에서 숨을 쉬고 사는 것처럼, 자연과 우리 몸과 마음이 하나가 되어야만 깨닫게 되는 것이다. 그래서 지친 몸과 마음을 비우고 함께 자연을 느끼고 체험하다 보면 '자연건강법이 이런 것이구나!' 저절로 알게 될 것이다.

우리는 누구나 발가벗은 자연인으로 태어났으므로, 자연건강법을 실천하다 보면 먼저 몸이 반가워하고 행복해지는 것을 느끼게 된다. 나는 자연 속에서 자연의 순리에 따라 자유롭게 살아간다. 그러나 많은 사람들이 자연에서 점점 멀어지는 모습을 보면서 참으로 안타깝고 걱정스럽다.

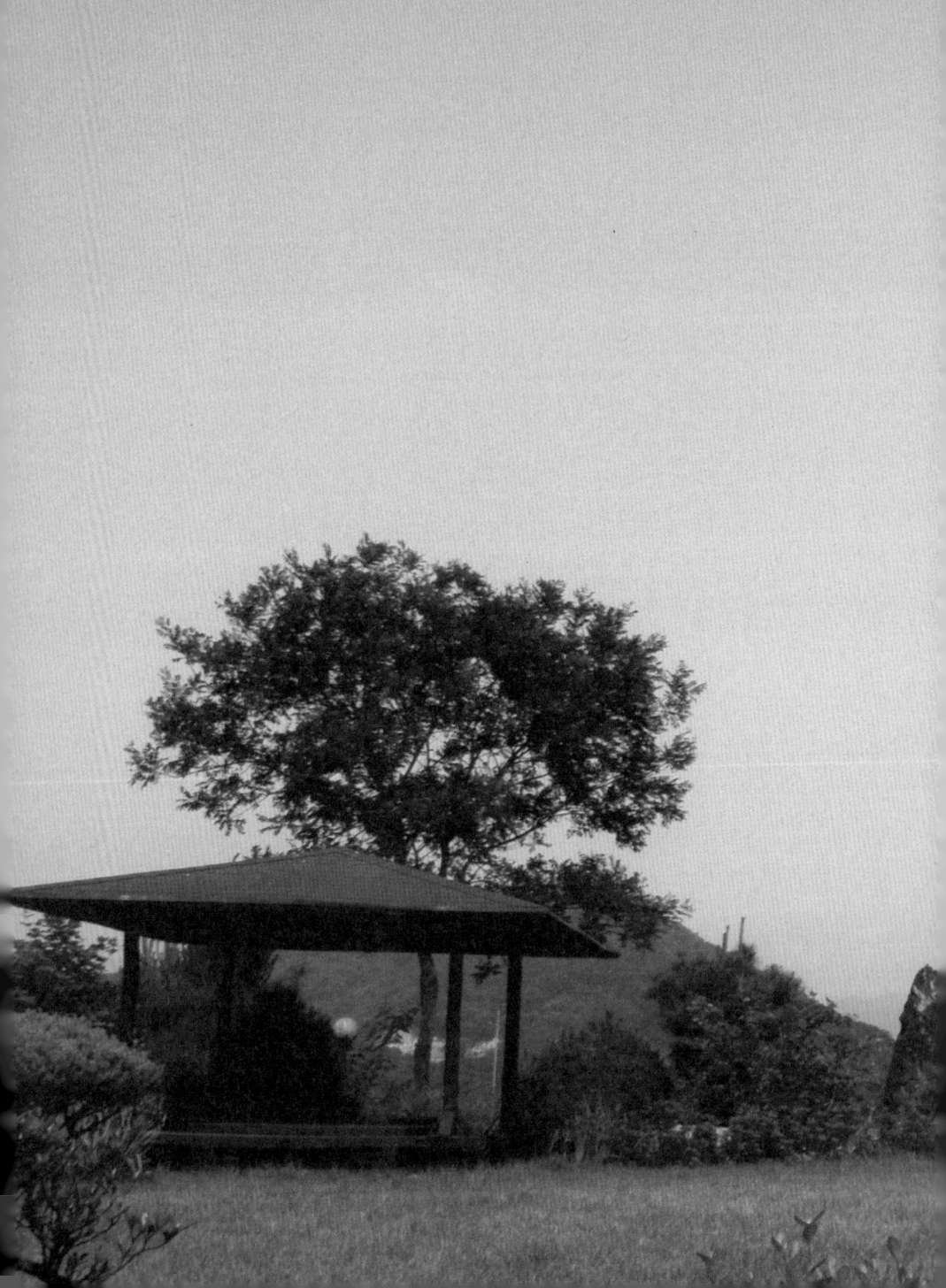

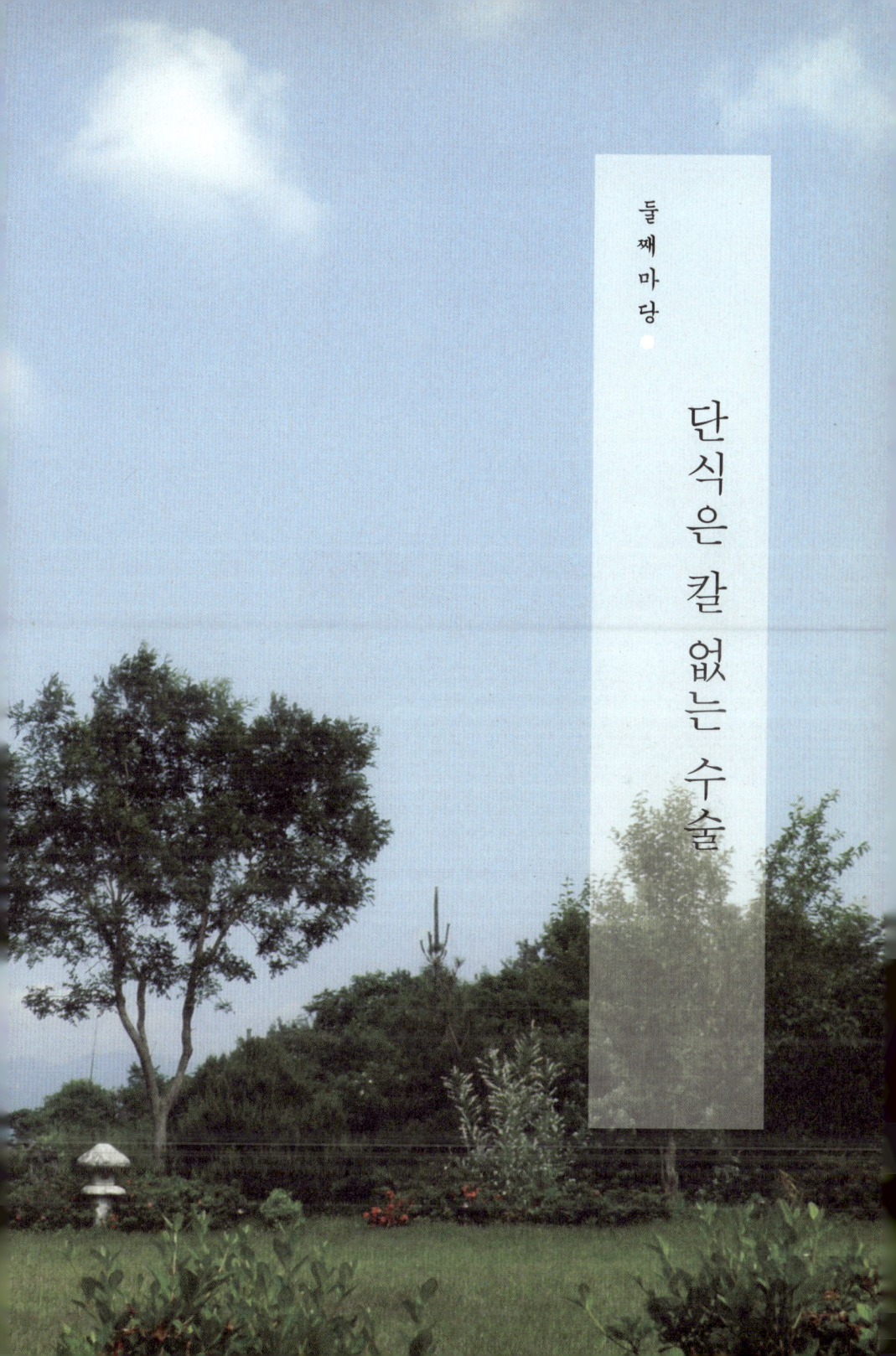

둘째마당

단식은 칼 없는 수술

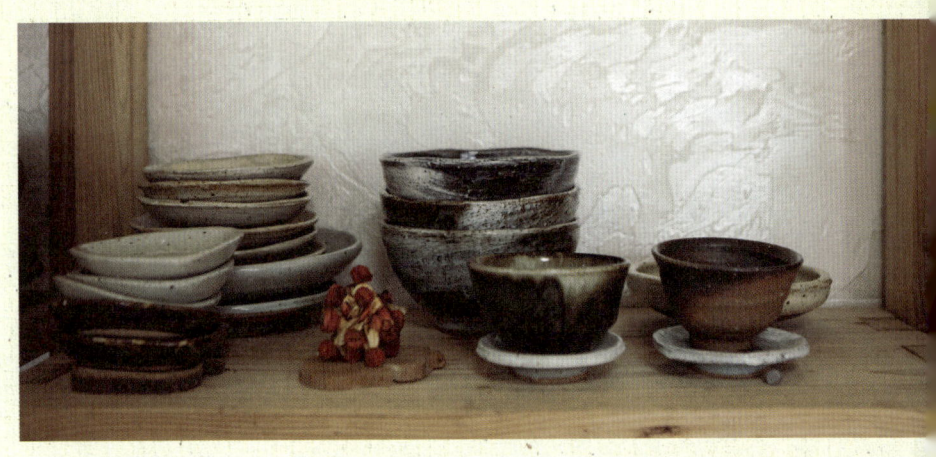

단식이란 예부터 단순히 굶는 것이 아니라
몸에 휴식을 주는 행위로 이어져왔다.

단식은 '칼 없는 수술'

인간은 먹기 위해 사는가, 살기 위해 먹는가? 살아가면서 가끔 하는 질문이다. 온 가족이 모여 앉은 저녁 식탁에서나 근사한 레스토랑에서 음식을 대할 때, 한 끼의 식사가 갖는 의미는 이 질문 가운데 하나를 고를 수 없게 만든다. 왜냐하면 먹는 행위가 갖는 기쁨과 영향력 때문이다.

그런데 요즘 사람들은 먹는 것에서 자유롭지 못하다. 인간의 욕심이 만들어낸 환경파괴와 화학물질 속에서 사람들은 살기 위해 오히려 먹지 말아야 하는 상황에 놓여 있다. 오죽하면 '밥상이 썩었다' 느니 '차라리 아이를 굶기라' 고 하는 책들이 출간되었을까?

물질문명이 인간의 삶에 가져다준 혜택을 부인할 수는 없다. 하지만 '과한 것보다 모자란 것이 낫다' 는 말을 증명이라도 하듯, 우리는 물질의 풍요 속에서 넘치는 먹을거리의 덫에 걸리고 말았다.

먹지 말기. 다시 말해서 단식이란 예부터 단순히 굶는 것이 아니라 몸에 휴식을 주는 행위로 이어져왔다. 환경오염과 물질문명의 폐해에 시달리고 있는 요즘엔 더구나 단식이 절박한 화두가 되고 있다. 몸에 휴식을 줌으로써 몸을 깨끗하게 하는 단식의 가치가 빛을 내고 있는 것이다. 그러나 먹는 것에 길들여진 현대인들이 단식의 영향력을 깨우치기란 결코 쉽지 않다. 단식의 효능을 몸소 체험한 나로서는 그 비밀을 알고 있지만 말이다.

지금 뒤돌아보면 나한테 닥친 병마는 고통이었지만 한편으로는 더없이 좋은 스승이기도 했다. 나는 40대 후반부터 하혈을 하기 시작했다. 한 달 중 20일 이상 하혈을 계속했다. 당연히 담당의사는 수술을 권했지만, 어릴 때에 친척 언니가 자궁암 수술을 받다가 죽었던 기억이 떠올라 수술을 거부했다. 설상가상으로 곧이어 허리디스크가 찾아왔다. 이런 와중에 중풍까지 몸을 덮쳐 나를 쓰러지게 하였다. 입원과 퇴원을 반복하면서 낫기 위해 몸부림을 쳤으나 병은 갈수록 더해만 갔다.

그러다가 동생의 권유로 할미꽃 뿌리를 삶아 그 물로 단술을 해먹게 되었다. 이후 많은 양의 '배설'을 해내고 드디어 걸을 수 있게 되었다. 모든 병의 근원인 숙변을 배설함으로써 어느 정도 효과를 본 것이다. 이것이 계기가 되어 생채식과 단식을 통한 체질개선과 자연요법의 효력을 체험으로 알게 되었다. 이 과정에서 철저히 깨달은 것은 단식을 통한 숙변 제거는 그야말로 '칼 없는 수술'이었다는 사실이다.

단식은 최고의 효과를 낼 수 있는 건강요법이다. 현대의 병들은 대체로 공해와 농약에 오염된 음식을 섭취함으로써 생긴 경우가 많다. 예전에는 못 먹어서 병이 났지만, 요즘은 너무 많이 먹어 병이 나는 세상이다.

단식을 하면 우리 몸은 외부로부터 영양공급이 없으므로 온몸 구석구석의 불필요한 조직을 찾아 나선다. 이러한 과정 속에서 혈액순환이 적극적으로 이뤄지므로 신진대사가 활발해지고, 불필요한 조직과 세포가 분해되고 소모된다. 이를 통해 노폐물과 독성은 정화되고 내재된 자연치유력은 커져 건강이 회복되는 것이다.

이런 이야기가 있다. 어느 날, 몸의 기관들이 한데 모였다. 대표를 뽑아야 하는데 서로 자기가 대표가 되어야 한다고 주장했다. 뇌는 당연히 자신이 전체 몸을 관장하므로 자기가 대표가 되어야 한다고 했다. 이에 심장은 자신이 몸에서 가장 중요한 혈액을 관장하니 자기가 대표가 되어야 한다고 주장했다. 그러자 항문 또한 배설하지 못하면 몸이 살아갈 수 없다며 자기가 대표가 되어야 한다고 주장했다. 다른 기관들은 이런 항문의 주장에 콧방귀를 뀌었다. 화가 난 항문은 그날부터 문을 꼭 닫아버렸다. 그러자 몸은 몹시 고통스러워했다. 온몸이 아우성을 쳤다. 결국 몸의 기관들은 항문에게 대표 자리를 내줄 수밖에 없었다.

우스갯소리로 만들어진 이야기지만 공감이 되는 소중한 이야기다. 먹고 배설하지 못한다고 생각해보라. 우리 몸은 어찌 되겠는가. 생각만 해도 끔찍하다.

단식은 우리 몸 안의 조직 세포에 쌓여 있는 찌꺼기를 몰아내는 유일한 자연적인 방법이다. 자신의 육체를 새로 태어나게 하는 작업이다. 단식은 굶주림과 다르다. 단식은 먹어서 처리하는 에너지를 '치료하는 에너지'로 이용하는 수단이다. 단식을 하다 보면 1~2일은 배가 고프나 3일이 지나면 체내에서 영양을 자동 조절하여 평상시와 같이 정상 유지된다. 우리 몸은 신비하고 오묘해 현대과학이나 의학으로는 이해하기 어려운 일들이 자주 일어난다. 생명의 신비는 과학을 초월한다. 단식을 중심으로 한 자연요법을 실천하면서 나는 '할 수만 있다면 하라'는 다섯 가지 사항을 주위에 늘 권하고 있다.

- 할 수만 있다면 하루 끼니를 각자의 몸에 맞게 규칙적으로 줄여라.
- 할 수만 있다면 육류와 생선류 대신 현미잡곡밥과 채식으로 소박한 밥상을 차려라.
- 할 수만 있다면 과식과 간식을 피하라.
- 할 수만 있다면 공복에는 생수를 즐겨라.
- 할 수만 있다면 기분 좋은 아침을 맞이하기 위해 늦은 저녁은 먹지 말라.

단식 중에 노폐물이 배출되면서 일어나는 현상을 살펴보자. 마음이 불안하고 심하면 토하기도 한다. 미각 중추가 자극되어 음식

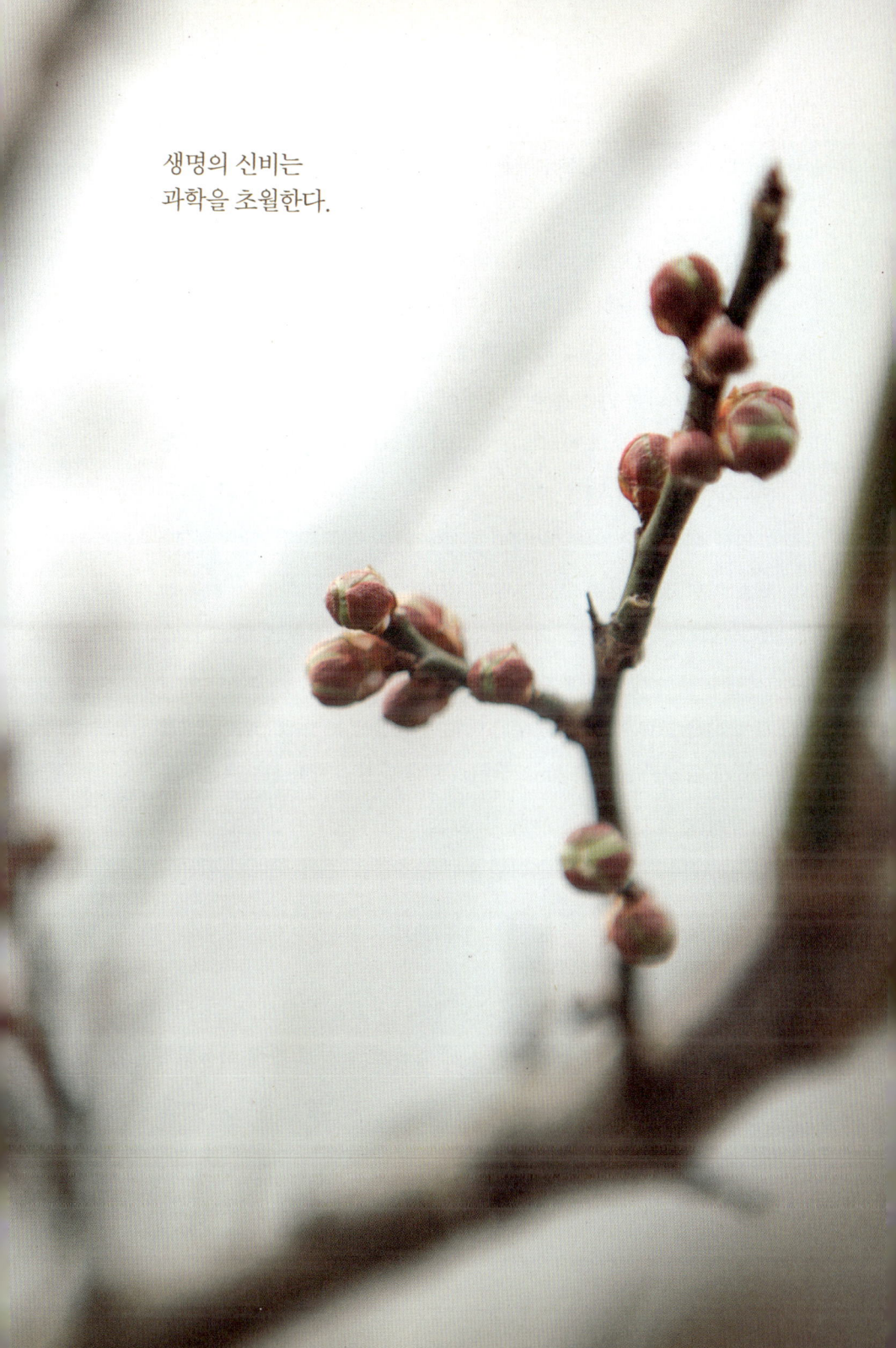

이 먹고 싶어진다. 독소가 뇌를 중독시켜 기운이 없고 두통이 오고 어지러워진다. 폐를 통하여 독소가 배출되어 호흡할 때 악취가 난다. 입안 점막으로 독소가 배출되어 설태가 끼고, 부패균이 번식하여 입안에서도 악취가 심하다. 신장을 통해 독소가 배출될 때 소변이 탁하고 냄새가 난다. 대장 벽에 있는 노폐물이 제거될 때 장에 경련이 일어나고 가스가 차고 숙변이 나올 수 있다.

그리고 단식 후 주의사항을 살펴보자. 체력이 약한 경우 과일즙을 주면 위경련과 함께 가스가 차고 고통스러우니 조심해야 한다. 따뜻한 현미죽 또는 현미밥을, 독성이 없는 소금으로 요리한 무나 채소 익힌 것과 함께 천천히 오래 씹어서 침으로 소화가 되도록 한다. 무염식은 소화가 안 되고 음식을 위장에서 받아주지 않는다. 죽은 씹지 못하기 때문에 된밥을 천천히 씹어 소화액을 충분히 섞어서 먹어야 한다. 특별한 경우가 아니면 관장을 하지 않는다. 음식을 먹으면 자연히 배변이 된다. 그러니 조급하게 관장할 필요는 없다.

금식 중에 토하는 경우에는 노폐물이 빠지면서 뇌신경을 자극하여 일어나는 증세이므로, 과일즙이나 조청을 주어 에너지 작용을 분산시켜주는 것이 좋다. 그러나 심하지 않은 대부분의 경우에는 시간이 지나면서 저절로 회복된다.

금식이 끝나고 음식을 먹는데도 힘이 더 없는 까닭은, 뇌와 사지에 활동하는 에너지가 음식을 소화 흡수하기 위해 장에 작용하기 때문이다. 금식 끝에 식욕을 억제하지 못하여 그르칠 때가 많다. 힘든 금식 끝에는 음식의 맛을 음미하며, 음식이 죽처럼 씹히지 않을 때까지 씹어 먹는 것이 좋다.

    음식 중 물의 사용은 갈증을 해소할 목적으로 자연스럽게 마시면 된다. 노폐물이 많이 빠져나갈 때는 갈증이 심하다. 그리고 감기 따위로 열이 있는 것은 노폐물을 처리하는 과정에서 생기는 것이니 걱정하지 않아도 된다. 열이 내렸을 때는 노폐물 처리가 다 되어 몸이 정상으로 돌아왔을 때이다. 이때 음식을 먹는 것이 현명한 방법이다.

찬물 목욕법은
증상과 체질에 따라 조금씩 다를 수도 있지만
누구나 쉽게 할 수 있는 목욕법이다.

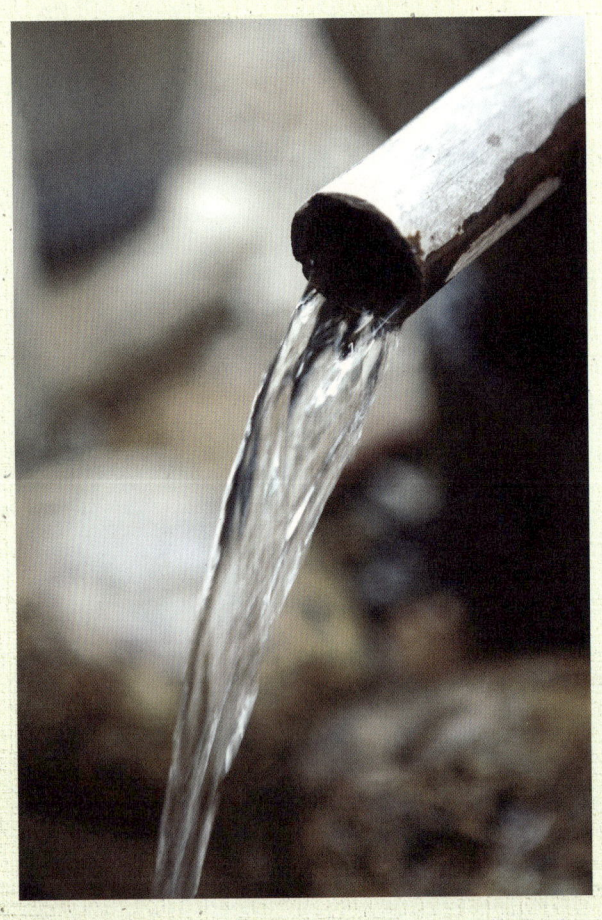

찬물을 사랑하라

나는 아침에 일어나면 '눈 목욕'을 한다. 영축산 계곡물을 대야에 가득 담고 거기에다 얼굴을 들이댄다. 눈을 뜨고 눈동자를 상하로 세 번 움직이고, 다음 좌우로 세 번, 다음 눈동자 회전(눈동자 굴리기)을 세 번 한다. '눈 목욕'은 백내장의 예방과 치유에 효험이 있다.

'눈 목욕' 후에는 찬물로 머리를 감는다. 우주의 축소판인 우리 몸 가운데 머리는 자연 속의 숲에 해당된다. 생명력의 원천인 숲에 더운 물 붓기를 나는 거부한다. 우리 몸 가운데 가장 중요한 머리에는 우주 에너지가 파괴되거나 변형되지 않은 찬물을 부어야 한다. 찬물이야말로 자연 그대로이기 때문이다.

찬물로 머리를 감은 후엔 찬물 목욕을 한다. 찬물로 목욕을 하면 피부의 표면혈관이 수축되어 체온이 밖으로 빠져나가지 못하게 된다. 결국 몸이 차가워지는 것을 막아준다. 또 찬물은 모세혈관을 수축하여 내장기관에 혈액을 더 많이 보낸다. 내장기관의 기능을 높여주고 신장과 핏줄을 튼실하게 해준다.

일찍이 도인들은 찬물을 이용했다. 우선 금냉법(金冷法) 목욕을 함으로써 장수를 꾀했다. 금냉법은 남자의 단전(丹田) 아래에 물을 끼얹는 행법이다. 이렇게 하면 하초가 튼실해진다. 또 족탕이 있다. 족탕을 하면 심신이 개운해지고 기력이 회복된다. 그래서 계곡에 발을 담그는 것을 옛 풍류객들은 탁족(濯足)이라고 했다.

옛날 우리 선조들은 불면증을 치료하기 위해 발바닥 용천과 실면을 문질렀다. 두정통(頭頂痛)이라 해서 머리의 정수리 부분이 아픈 경우, 용천을 문질러주면 불면증 같은 것이 범접하지 못한다. 더구나 운동이 부족한 사람이 자주 목욕을 하면 근육 긴장을 풀어주는 운동을 한 것과 같은 효과를 기대할 수 있다.

'동의보감'에는 옥정수(玉井水) 목욕을 하면 저승사자가 감히 범접할 수 없다는 언급이 있다. 옥정수란 옥이 묻힌 계곡에서 흘러나오는 물로, 성질이 온순하며 맛이 달고 독이 전혀 없어 마시거나 목욕을 하면 몸이 윤택하고 머리가 검어진다고 한다. 영축산 골짝 물은 순하게 아래쪽으로 유유히 흐르므로 '허준식'으로 말하면 '순류수(順流水)'라 방광병을 다스리고 통변을 돕는다.

나는 찬물 목욕 후 바위에 앉아 가부좌하고 무념무상 무아부동 상태로 30분 남짓 합장하면서 복식호흡을 한다. 이렇게 하면 생물전기(생명활동에 따라 생체 내에 생기는 전기)의 회로가 만들어지고 생명광선이 온몸을 휘감는다. 합장자세는 교감신경과 부교감신경이 길항 상태가 되게 하고, 체액이 산과 알칼리의 중화상태가 되게 한다.

　찬물 목욕법은 증상과 체질에 따라 조금씩 다를 수도 있지만 누구나 쉽게 할 수 있는 목욕법이다. 먼저 피부의 혈액순환을 돕기 위해 마른 수건으로 피부를 마찰한다. 그리고 찬물로 머리를 먼저 감는다. 찬물로 머리를 씻을 때는 비누칠을 살짝 한 번만 하면 깔끔해진다. 그러면서 몸은 훈훈해진다. 처음에는 미지근한 물로 시작해서 찬물로 마무리한다.

　차가운 물속에 몸을 담글 때 폐포(폐로 들어가 잘게 갈라진 기관지의 맨 끝에 붙은 포도송이 모양의 주머니)가 열려서 호흡기능이 강화되어 피의 활력이 증가된다. 피부의 땀구멍은 더우면 열리고 차면 닫힌다. 반면에 폐포는 찬 것과 접촉하면 열리고 따뜻한 것과 접촉하면 닫히는 생리적 특성이 있다. 신체 혈액순환은 사지 모세혈관의 활력에 달려 있다. 그런데 냉탕 목욕을 통해 찬 기운이 피부 전신을 자극하면 모세혈관의 혈액순환은 증가된다. 이때 신체 내부 장기의 울혈들이 원활한 순환을 하게 됨으로써 신체 내의 생명 기관들은 건강해진다.

　찬물이 피부를 자극할 때 인체는 그 항상성을 유지하기 위해 발열 작용을 한다. 이 과정에서 영양을 흡수하는 소화기관의 활력증가와 질병의 원인인 체내 노폐물의 연소로 신체는 더욱 건강해진다. 그리고 속상하고 답답한 속이 편안해지기도 하고 안정이 되기도 한다.

늘 몸이 추워서 고생하는 사람들은 냉수욕과 냉수마찰을 하면 추위를 이겨낼 수 있는 강한 체질로 바뀐다. 위산과다증과 소화불량 때문에 고생하는 사람들이 냉탕 목욕을 한다면 큰 효과를 볼 수 있다. 신경불안증과 불면증에 시달리고 고생하는 사람들은 날마다 5~10분 정도만 냉탕에 몸을 담그면 잠이 잘 올 것이다. 이 목욕법은 신체를 방어하는 항체를 생산하여 각종 질병을 방어한다. 겨울에 더욱 효과가 있다. 자, 우리 모두 찬물을 사랑하자. 생활비도 줄일 수 있고, 지구온난화를 막을 수 있는 찬물로 목욕을 하자.

아침에 일어나 산책을 하고 가볍게 운동을 한 뒤에, 냉욕을 해보시라. 비싼 보약을 몇 첩 먹는 것보다 훨씬 더 몸이 가볍고 하루 내내 기분이 좋을 것이다. 꼭 실천해보시라.

건강은 균형과 조화이므로
생명의 흐름 전체를 보아야 한다.

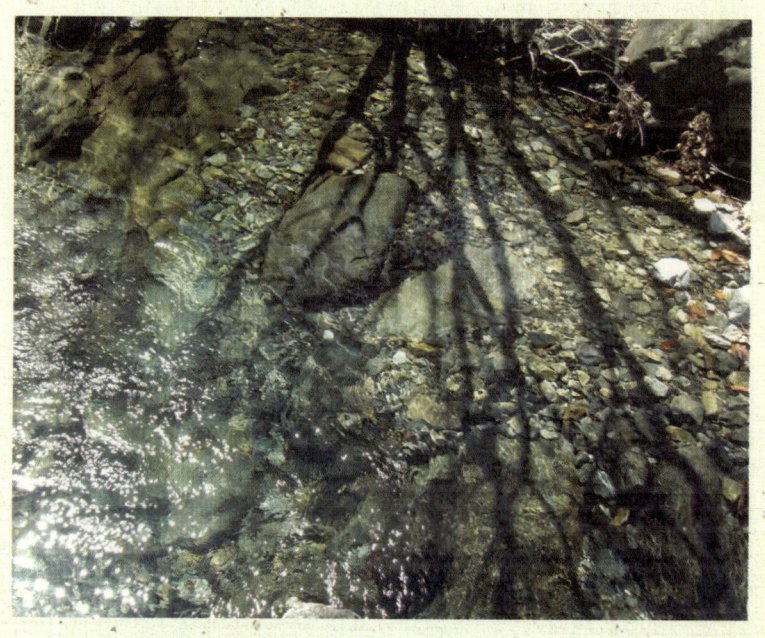

나무만
볼 것이 아니라
숲을 보아야

생명과 물은 뗄 수 없다. 물이 없는 곳에는 어떤 생명도 존재할 수 없기 때문이다. 인체의 70%가 수분이고 피는 80% 이상이 수분이다. 물은 흐르면 썩지 않고 굳어지지 않는다. 옛날부터 '피가 흐르면 병이 없다'라고 말하는 것은 자연의 흐름을 놓고 한 말일 것이다.

물 가운데서도 얼음물은 살아 있는 물이다. 상하기 쉬운 생선이나 야채도 얼음이 들어 있는 상자에 넣어 보관하면 장기간 그 신선도를 유지할 수 있다. 이러한 원리를 이용해서 만든 것이 냉장고 또는 냉동고이다.

일반적으로 얼음 분자 구조의 물은 건강에 좋은 육각수라고 한다. 끓인 물은 얼음 분자 구조가 깨져서 생명의 요소들을 살릴 수 있는 능력이 상실된다. 끓인 물에 물고기를 키우거나 화초에 주면 오래 살지 못하듯이 말이다. 강이나 바다에서도 수온이 높아질 경우 물의 생명력이 떨어지는데, 산소는 부족하고 질소 함량이 높아져 고기가 떼죽음을 당하는 것을 가끔 볼 수 있다. 얼음이 녹은 지대에는 미생물이 무성하게 자란다.

생물 노화의 원인은 생체 내에 훼손된 분자들이 대량으로 축적된 탓이라는 말도 있다. 단백질, 지방, 탄수화물 분자는 구조가 얼음과 상당히 비슷해서, 얼음 결정의 빈 공간에 쉽게 들어가지만, 그 외의 것들은 밀려나는 경향이 있다. 그러므로 만약 이 말이 사실이라면, 생물의 몸에 얼음 분자를 충분히 공급하면 축적된 훼손 분자들은 분리되고, 따라서 젊음을 되찾을 수 있다는 말이 된다. 얼었다가 녹은 물의 효과는 바로 여기에서 나타난다. 이런 관점에서 볼 때, 끓인 물보다는 끓이지 않은 생수가 좋다.

겨울이라는 계절을 통해 땅과 물이 언다. 다시 말하면 얼음 분자 구조가 깨진 물이 얼었다 녹으면서 회복된다. 이러한 방식으로 지구에 있는 모든 생물의 생명력이 보존된다.

물을 많이 마시라는 말은 반대로 땀이 날 만큼 적극적으로 활동하라는 의미로 받아들이면 된다. 허약체질인 경우 물을 많이 마시면 소화 효소가 묽어지고 장내 미생물 활동이 저하되어 오히려 건강에 나쁘다. 또, 물은 너무 많이 마셔서 피의 점도가 묽어지면 오히려 추위를 많이 타게 된다.

혈액 순환이 원활해서 산소가 충분히 공급되면 인체 스스로가 각 장기의 역할을 조절할 수 있으므로, 간, 폐, 신장, 대장, 피부, 어느 한 기관에 부담을 주지 않는다. 그래서 해독과 배설, 배출이 원활하게 이루어진다. 신장이 노폐물만 제거한다는 생각으로 물을 많이 마시거나, 대장으로 노폐물이 배설된다고 생각해서 단식, 관장을 자주하고, 피부로만 노폐물이 배설된다고 생각해서 한증막이나 찜질 등으로 땀을 내는 데에만 초점을 맞춘다면 숲은 잊은 채 나무 한 그루에만 시선을 맞춘 셈이 된다. 건강은 균형과 조화이므로 생명의 흐름 전체를 보아야 한다.

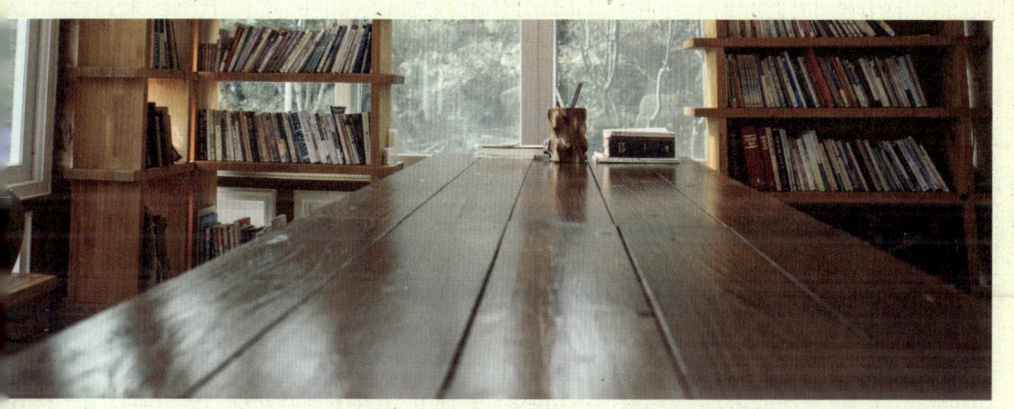

'지나침은 모자람만 못하다' 라는 말이 있다.
침대의 지나친 푹신함이 오히려 우리 몸에 화가 된다.

푹신한
침대를
버려라

옛날에는 딸을 낳으면 오동나무를 심었다. 훗날 오동나무가 자라면 여러 가지 가구를 만들어 시집을 보냈다고 한다. 오동나무는 매우 빨리 자라서 15년~20년 정도면 목재로 쓸 수 있다. 오동나무 목재는 부드러우며 불과 습기에 강하고 가볍다. 가구나 악기를 만들 때 많이 사용된 것도 이 때문이다. 오동나무 가운데서도 우리나라 오동나무가 가장 좋다고 한다.

　오동나무 수피는 치질이나 타박상, 염좌, 악성종기 등을 치료하는 약재로도 쓴다. 잎은 살충효과가 뛰어나고, 재래식 화장실에 넣어두면 벌레가 생기지 않는다. 햇볕을 좋아하며 병충해와 공해에 강해, 주변 수목의 각종 병해충을 막아주는 역할도 한다. 오동나무 수피는 또한 양혈(凉血, 혈의 열을 차갑게 만든다)의 효능이 있어 아토피성 피부염에 효과가 있다. 아토피성 피부염은 혈의 열로 인해 피부층에 바이러스가 번식하는 증상이므로 혈의 열을 내려 시원하게 해주어, 피부가 바이러스로 인해 창이 난 것을 없애준다.

　나는 오동나무와 함께 지낸다. 날마다 오동나무 침상을 펴고, 그

위에 얇은 요를 깔고 잠을 잔다. 베개도 오동나무로 만든 경침 베개다. 평상시에도 오동나무로 만든 방석에 앉는다. 오동나무는 오래 전부터 나와 떨어질 수 없는 벗이며 생명의 은인이다.

도시 사람들도 오동나무를 많이 활용했으면 좋겠다. 콘크리트로 지은 아파트에서 오동나무 침상과 베개만 사용하더라도 자신의 몸이 편안해지는 것을 금세 느낄 것이다. 그동안 푹신한 침대에 익숙한 도시 사람들에게 딱딱한 오동나무로 만든 침상과 베개, 더구나 얇은 요는 불편하기 짝이 없을 것이다. 처음에는 등이 배기고 뒷목이 뻐근해 잠을 이루지 못할 수 있다. 그러나 사나흘 습관이 되면 우리 몸의 중심인 척추가 바로 펴지면서 단잠을 즐기게 될 것이다. 오동나무 침상은 여름 장마철에도 저절로 습도 조절이 되어, 잠을 자고 일어나면 몸이 상쾌하고 기분이 좋다.

어느새, 우리도 모르는 사이에 푹신한 침대가 우리의 생활에 들어와 중요한 자리를 차지하고 있다. 나는 우리 생활 속에 들어와 널리 퍼져 있는 푹신한 침대를 생각하면 속이 탄다. 이 침대가 얼마나 많은 사람들을 병들게 하는지 생각만 해도 가슴이 미어지기 때문이다. 침대의 푹신함은 처음 잠깐은 편안함을 줄지 모르나, 장시간 누워 있게 되면 척추에 부담을 준다. '지나침은 모자람만 못하다'라는 말이 있다. 침대의 지나친 푹신함이 오히려 우리 몸에 화가 된다.

반대로, 오동나무의 딱딱함은 처음엔 불편하지만, 오히려 보약이 된다. 나는 사람들에게 이렇게 말하고 싶다. 단 하나밖에 없는 자신의 몸을 생각한다면, 침대부터 버려야 한다고. 오동나무 침상은 푹신한 침대보다 몇 배로 값도 저렴하다. 그리고 식구들의 몸도 갈수록 튼튼해질 것이다. 당장 오동나무 침상을 쓰지 않더라도 바닥에 얇은 요를 깔고 자기 바란다. 비틀어진 척추가 펴지고, 몸이 자유롭게 이리 뒹굴고 저리 뒹굴 수 있도록 말이다.

    나는 날마다 밤이면 오동나무 평상 위에 이불을 편다. 아침이면 이부자리를 개어 장롱 안에 넣어놓는다. 날마다 하는 이런 단순한 행위가 우리 몸과 마음을 살린다고 생각한다. 이런 행위는 아마도 서양에서는 찾아볼 수 없을 것이다. 어떤 사람은 날마다 이불 펴고 개기가 귀찮아 침대를 샀다고 한다. 그러나 이불을 펴고 개는 그 작은 수고 속에서 바른 마음과 절제를 찾을 수도 있다면, 병든 몸을 다시 살릴 수도 있다면, 어찌하겠는가? 게으른 사람이 천수를 누리는 것을 본 적이 없다. 문고리가 끊임없이 여닫히면 녹슬 일이 없다. 많이 움직이는 만큼 병은 멀어진다. 그래서 다시 한 번 말하고 싶다. 온 식구들이 오동나무 침상과 베개로 건강하고 행복한 삶을 누리시기를.

게으른 사람이 천수를 누리는 것을 본 적이 없다.
문고리가 끊임없이 여닫히면 녹슬 일이 없다.
많이 움직이는 만큼 병은 멀어진다.

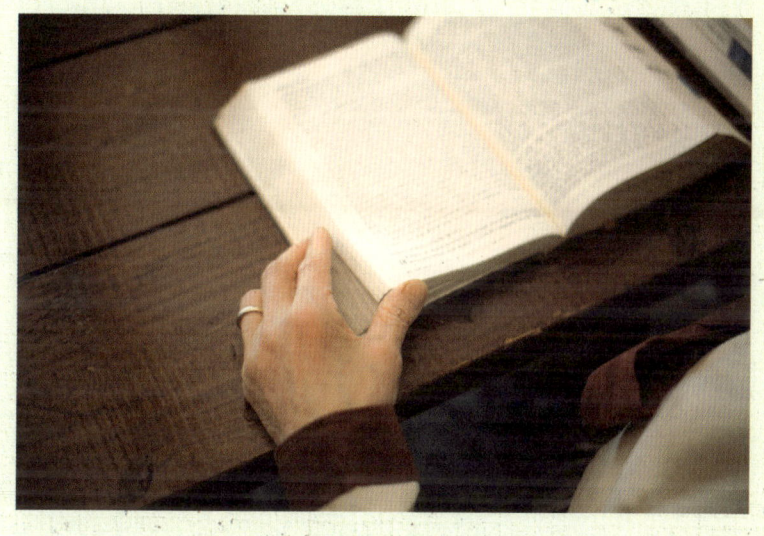

옷을
얇게 입자

우리 몸의 호흡기로는 코, 인후, 인두, 기관, 기관지, 폐를 꼽는다. 하지만 나는 피부 역시 빼놓을 수 없는 호흡기의 하나임을 강조하고 싶다. 날마다 화장을 하는 여성들은 내 말을 쉽게 이해할 것이다. 여성들이 화장을 짙게 했을 때 그날 오전은 얼굴이 예쁘게 보였을지 모르지만, 오후부터는 괜스레 답답하고 몸이 피곤하다는 걸 느꼈을 것이다. 무대 화장을 한 번이라도 해본 사람은 화장품이 피부 구멍을 막아 피부가 숨 쉬지 못해 발버둥친다는 걸 느꼈을 것이다. 현대과학에서는 피부호흡으로 빨아들이는 공기의 양이 폐호흡의 1% 이하라고 하지만 실생활에서 체감하기는 그 이상인 것이다.

피부는 호흡 말고도 우리 몸의 체온을 조절하는 일을 한다. 피부는 땀샘을 열었다 닫았다 함으로써 열을 밖으로 내보내기도 하고, 열이 밖으로 나가는 것을 막기도 함으로써 체온을 조절한다. 또 피부는 배출기관이기도 하다. 몸속에 필요 없는 노폐물을 땀으로 배출한다. 땀을 낼 기회가 적으면 그만큼 몸속에 노폐물이 쌓인다. 땀으로 배출해야 할 노폐물이 몸속에 쌓이면 감기에 걸리기 쉽고 온갖 병이 소리 소문도 없이 찾아온다.

이처럼 피부는 우리가 보통 생각하는 것보다 훨씬 많은 활동을 한다. 피부호흡력을 높이면 혈액순환이 원활하게 된다. 그런데 인공적으로 조성된 환경은 우리의 피부호흡 능력을 떨어뜨린다. 여름에는 더워서 땀을 뻘뻘 흘리고 겨울에는 추워서 피부가 오그라드는 것은 자연스런 일이다. 그러나 요즘은 에어컨이 있어서 아무리 더워도 땀을 흘리지 않는다. 피부가 열렸다 닫혔다 할 기회가 적기 때문에 피부호흡 능력을 자연히 상실해가는 것이다. 이렇게 되면 계절의 변화에도 민감해질 수가 없게 되고 면역력도 저하된다.

나는 사람들을 만나면 피부호흡력을 높이기 위해 화장품 사용을 줄일 것을 권한다. 대부분 화장품에는 적게나마 방부제가 들어간다. 색조화장품의 경우, 변질의 우려가 높은 색조와 향료 때문에 방부제 함량이 더욱 높다. 이런 방부제는 피부 모공을 막아 원활한 피부 호흡을 방해할 뿐 아니라 피부 호흡 때 우리 몸에 흡수될 수 있다.

소식(小食), 자연식, 충분한 수면, 편안한 마음가짐, 적당한 운동 등이 제아무리 좋다는 화장품보다 천배 만배 더 얼굴 피부를 가꾸어주는 역할을 한다. 더구나 밤 10시부터 새벽 2시 사이에는 피부의 신진대사가 활발하므로 이 시간에는 잠을 반드시 자도록 한다. 이런 걸 염두에 두면서 아침저녁으로 얼굴을 깨끗이 씻고, 두 손을 비벼 열을 낸 후 눈과 얼굴, 귀 등을 날마다 마사지해준다.

비싼 화장품을 쓰는 것보다 더 부드럽고 윤기 있는 피부를 가지게 될 것이다.

또 피부 호흡력을 높이기 위해서 옷을 입을 때는 가급적 얇게 입기를 권한다. 우리 조상들은 통풍이 잘되는 헐렁한 윗옷과 고쟁이를 즐겼다. 이런 옷들은 대부분 땀을 잘 흡수하는 면이었다. 요즘 여성들이 체형을 똑바로 잡는다는 이유로 보정속옷을 입는 것을 보면 이는 '수명을 스스로 단축시키는 행위'라는 생각이 든다.

피부와 관련해 인식의 전환이 가장 필요한 대목은 바로 '때밀이'다. 전 세계적으로 때를 미는 나라는 우리나라밖에 없다고 한다. 때는 피부의 지방층으로, 피부를 보호하고 수분이 증발하지 않도록 도와준다. 이 지방층을 없애면 피부가 건조해지는 것은 말할 것도 없고 가려워진다. 그러니 때를 미는 것은 아주 무분별한 행동이다. 더구나 피부를 건조하게 하며 거칠게 만들어 가려움증을 일으키기도 한다. 건강한 피부를 유지하기 위해서는 때수건을 버리자. 맨손으로 그리고 찬물로 가볍게 씻는 것으로 충분하다.

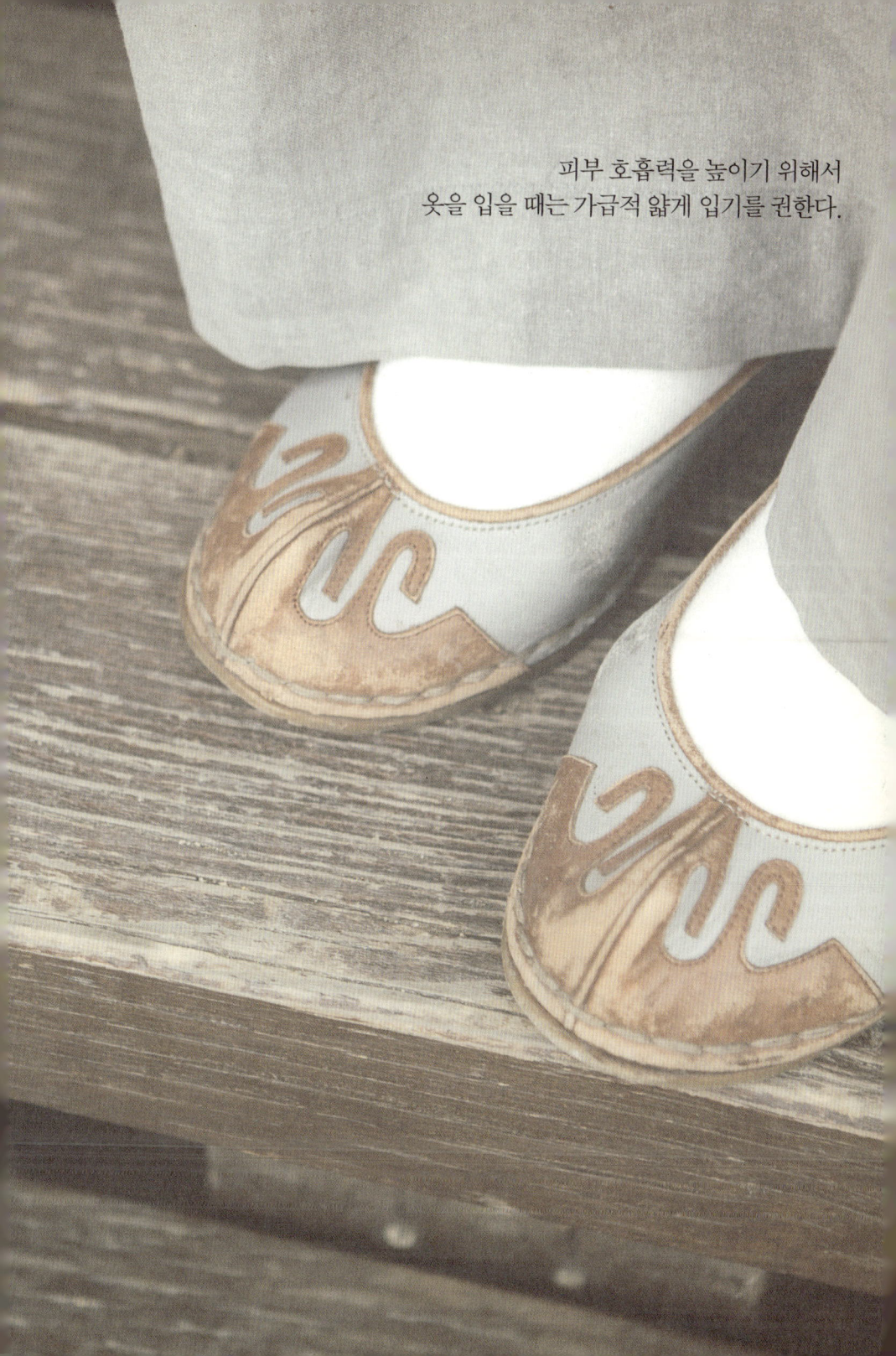

피부 호흡력을 높이기 위해서
옷을 입을 때는 가급적 얇게 입기를 권한다.

심장이
춤추게 하자

생명의 근원인 혈액이 깨끗하여 원활하게 돌아간다면 우리 몸에 병이 생길 여지는 없을 것이다. 그러면 우리 몸의 피를 어떻게 하면 깨끗해지게 할 수 있을까? 대답은 간단하다. 자연을 자주 만나고 자연에 우리 몸을 자연스럽게 맡기는 습관만 들이면 된다. 나무가 많은 산을 자주 찾고 산책하는 것은 어떤 보약을 먹는 것보다 우리 몸에 이로움을 준다.

실내에 있을 때도 문을 항상 활짝 열고 있는 것이 좋다. 나는 날마다 내 가슴을 활짝 열 듯 창문을 연다. 봄, 여름, 가을, 겨울 할 것 없이 날마다 창문을 열고 살기 때문에 창문을 닫을 일이 거의 없다. 한겨울 잠잘 때조차 창문을 열고 잠을 자니까 말이다.

우리 몸을 자연한테 자주 맡겨야 하는 까닭은, 우리 몸의 혈액이 필요로 하는 산소의 원천이 자연이기 때문이다. 혈액은 산소를 필요로 한다. 혈액 속의 헤모글로빈은 산소를 흡착해 온몸의 세포로 산소를 공급해야 한다. 그런데 산소가 부족하면 혈액이 깨끗하지 못하다. 헤모글로빈의 산소 흡착량이 적어서다. 산소가 공급되지 않으면 세포는 충분히 제 기능을 발휘하지 못한다. 산소 부족으로 세포는 원기를 찾을 수 없고 노폐물 배설이 원활하지 못해 내장기관이 지닌 능력을 발휘할 수 없게 된다.

몸속에서 음식을 영양으로 바꾸는 데에도 산소가 부족하면 영양을 충분히 연소시켜 에너지가 되지 못하고 노폐물로 축적된다. 그래서 정말 절제하지 못하고 많이 먹었다면 당장 깨끗한 공기를 마시러 숲으로 가야 한다.

피를 깨끗하게 유지하기 위해서는 소식을 하는 것이 무엇보다 중요하다. 세계적 장수촌으로 알려져 있는 코카서스 지방에서는 암을 찾아보기 어렵다. 코카서스 산맥 중턱 표고 100~200미터 고지의 드리프시 마을, 오토하라 마을, 야찬다라 마을 사람들은 농사나 목축을 하느라 많은 노동을 하며 생활함에도 불구하고 자연식을 주로 하고 2000kcal 이하의 소식을 한다. 그들은 장수의 첫 번째 비결을 끊임없는 노동이라고 말한다. 지나치게 일하는 것을 의미하는 것이 아니다. 날마다 일정한 양의 노동을 하는 것이다. 그 다음의 비결은 절대 과식을 하지 않는다는 것이다. "사람은 먹는 양의 4분의 1로 살아간다. 나머지 4분의 3은 의사가 먹는다."라는 말이 있다. 이집트 한 피라미드의 비문에 적혀 있는 이 말은 과식하기 때문에 병에 걸리고, 병에 걸려야 의사들이 먹고 살 수 있다는 세태를 풍자한 말이다. 4천 년 전 사람들보다 음식 섭취량이 활동량보다 훨씬 많은 요즘 현대인들이 꼭 기억해야 할 말이라고 생각한다.

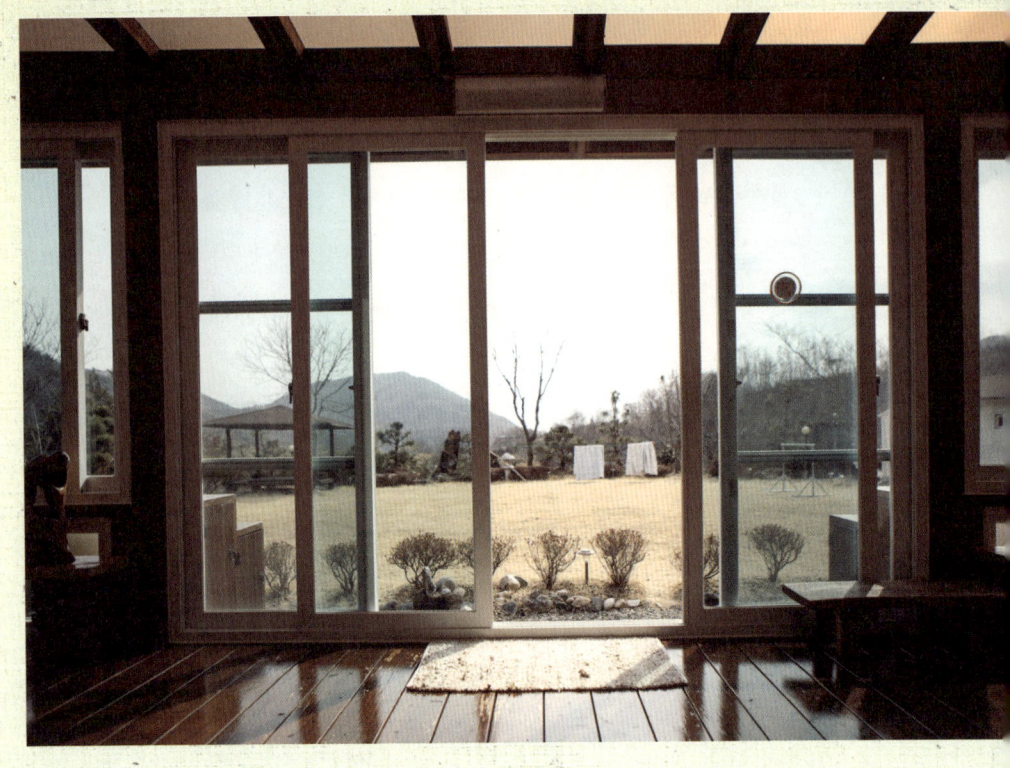

우리 몸을 자연한테 자주 맡겨야 하는 까닭은,
우리 몸의 혈액이 필요로 하는 산소의 원천이 자연이기 때문이다.

요즘 사람들의 화두는 단연 건강이다. 그러다 보니 텔레비전 건강 프로그램에서는 몸에 좋은 음식을 자주 소개한다. 한 번 텔레비전 건강 프로그램에 소개되는 음식의 재료는 다음 날 마트에서 불티나게 팔린다고 한다. 그러나 아무리 좋은 음식이라도 과식하면 먹지 않은 것만 못하다. 몸에 유익하다고 너무 많이 먹지 말자. 과식으로 혈액의 흐름을 방해하지 말자.

신비체인 내 몸을
누가 돌볼 것인가

연료가 없으면 자동차와 모든 기계들은 움직일 수 없다. 우리 몸도 생명을 유지하기 위하여 먹지 않고는 살 수 없다. 자동차와 모든 기계들은 연료를 사용하여 움직이고 나면 매연이 나온다. 우리 몸도 먹고 움직이면 노폐물이 나오게 된다.

노폐물이 배출되는 기관은 첫째, 대장이다. 음식 찌꺼기가 대장을 통하여 대변으로 나온다. 누구나 날마다 경험하는 일이다. 둘째는 신장이다. 세뇨관 길이는 110킬로미터에 달한다고 한다. 시간마다 몸속에 피를 두 차례씩 걸러서 핏속에 있는 노폐물을 방광에 모았다가 소변을 통하여 밖으로 내보낸다.

셋째는 폐다. 오른쪽 폐열이 3개, 왼쪽은 2개, 폐포의 넓이는 체표 면적의 75배 정도로, 테니스 코트를 절반쯤 덮을 수 있는 넓이라고 한다. 호흡 중에 좋은 공기를 마시고 나쁜 공기는 밖으로 배출시킨다. 사람이 필요한 공기의 양은 누워 있을 때 1분에 9리터, 앉아 있을 때 약 18리터, 걸어갈 때 약 27리터, 달려갈 때 약 55리터이며, 평상시에 1분에 16회 정도 호흡하며, 한 번에 약 0.5리터의 공기를 들이마신다고 한다.

 넷째는 피부다. 300만 개나 되는 땀샘을 통하여 피부 밖으로 노폐물을 내보낸다. 땀샘 길이를 다 이어 놓으면 50킬로미터에 달한다.

 다섯째는 간이다. 내부 기관 중에 가장 큰 기관이며 1.4킬로그램이나 된다. 1천여 가지 효소가 생산되며 5백여 가지 이상의 일을 한다.

 우리 몸은 대장, 신장, 폐, 피부, 간 이렇게 다섯 기관을 통하여 몸 안의 노폐물을 해독하고 몸 밖으로 배설한다. 그리고 몸 밖으로 노폐물을 처리하도록 운반해주는 몸 안의 혈관은 우리가 살고 있는 지구를 두 바퀴 반이나 두를 수 있는 약 10만 킬로미터에 달하며, 지구 인구의 1만 7천 배나 되는 60조 개의 세포에 영양을 공급하고 노폐물을 거두어 가는 수송로가 된다.

 이렇듯이 영양분을 공급하고 노폐물을 배설하는 작업은 인체 스스로에 의하여 이루어지고 있다. 인체는 어떤 과학으로도 정확하게 밝힐 수 없는 대우주의 신비체 가운데 하나이다. 이 얼마나 놀라운 일인가. 사람으로 태어나 사람으로 살아간다는 것이! 신비체인 내 몸은 내가 돌보아야 한다. 누구한테 함부로 맡긴단 말인가.

몸살이 나면 가장 먼저 식욕이 떨어진다.
에너지 소비를 막기 위해 몸이
스스로 먹고 싶지 않도록 하기 때문이다.

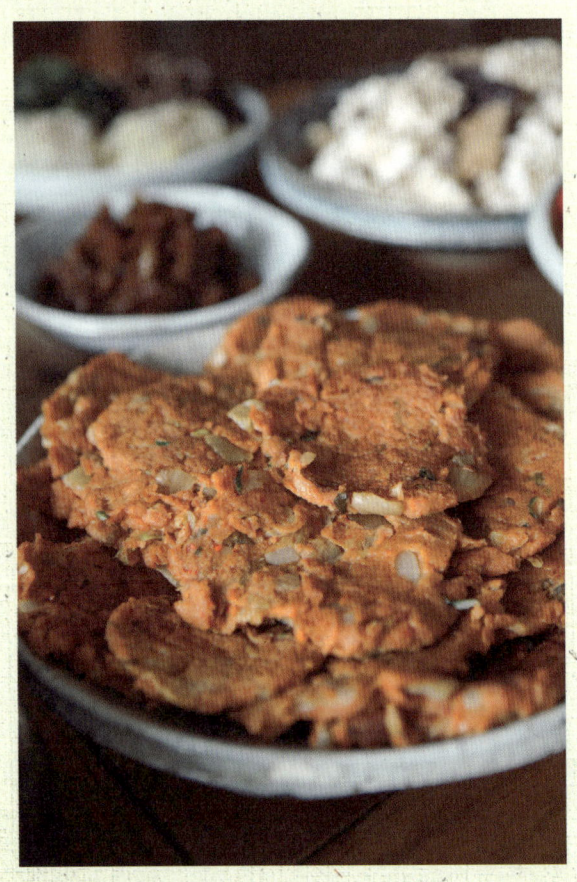

감기와 몸살 그리고 통증

통증이란 몇 달 또는 몇 년 동안 몸속에 쌓인 노폐물의 중독과 그로 인해 파괴된 조직이 치료되는 과정에서 나타나는 현상이다. 실제 통증은 건강에 해를 주는 것에 대한 경고의 신호이자 치료의 과정이다. 보기를 들어보자. 뜨거운 물에 손을 데거나 손가락을 칼에 베이거나 내부 조직에 이상이 있어도, 통증이 없으면 치료시기를 놓치거나 치료 방법을 찾지 못할 것이다. 감기와 몸살도 통증과 하는 일이 같다. 우리 몸에 이상이 있다는 신호인 동시에 몸이 스스로 질병으로부터 회복시키려고 나타나는 증상이다. 감기와 몸살을 앓아 본 사람은 이 말을 금세 이해할 것이다. 몸을 살리기 위해 몸살이 난다는 것을 말이다.

몸살이 나면 가장 먼저 식욕이 떨어진다. 왜냐하면 몸속에 있는 노폐물을 처리하는 데나 소화를 시키는 데에 많은 에너지가 필요한데, 그 에너지 소비를 막기 위해 몸이 스스로 먹고 싶지 않도록 하기 때문이다. 그리고 사지에 기운이 없다. 활동하는 에너지를 치료하는 데로 옮겨 가기 때문이다. 남의 말을 듣는 것도 싫어지고 만사가 귀찮아진다. 에너지가 노폐물 해독과 배출하는 곳으로 옮겨 가기 때문이다. 보는 것도 싫어진다. 시각적으로 소모되는 에너지를 치료 작업에 사용하기 때문이다.

병은 대부분 사람들이, 보면서 욕심을 갖고, 들으면서 스트레스 받고, 말하면서 에너지가 소비되고, 먹으면서 노폐물이 쌓여 일어난다. 이 모든 것을 일단 중단시키고 몸이 스스로 살기 위해 몸살을 일으키는 것이니, 결국 몸살은 우리 몸이 스스로 건강을 회복하는 과정이라 할 수 있다. 피로할 때 잠시 눈만 감고 있어도 피로가 풀릴 때가 있듯이, 우리 몸속에 있는 에너지를 고루고루 잘 써야만 건강을 지켜나갈 수 있다.

더구나 감기는 몸의 일부분이 정상으로 회복하려는 증상이 아니라, 몸 전체를 바로잡으려는 증상이다. '감기는 병원에 가면 7일 걸리고 안 가면 일주일이 걸린다' 는 말이 있다. 감기에 걸리면 특별한 경우가 아니고서는 자연스럽게 낫는다. 이렇듯이 감기와 몸살을 잘 이해하고 받아들이면 건강하게 살 수 있겠지만, 무조건 독한 약에 몸을 맡기면 숱한 고통을 겪다가 끝내는 어리석고 비참한 삶을 맞게 될 것이다.

하루 종일 밖에서 뛰어놀던 아이들을 살펴보라. 잠자는 동안 얼마나 많은 몸부림을 치는가? 어른들은 몸부림을 많이 치는 아이들에게 흔히 잠버릇이 나쁘다고 말한다. 아이들은 하루 종일 뛰어놀아 피곤한 몸을 잠자는 동안에 마구 뒹굴면서(이때 원활한 피 순환이 이루어진다) 풀어버린다. 그래야만 아침에 눈을 뜨자마자 벌떡 일어나 다시 뛰놀 수 있는 것이다. 만약 어느 날 갑자기 아이들의 움직임이 활발하지 못하면 눈여겨 살펴보아야 한다.

아이들은 공부하기 위해 이 땅에 온 것이 아니라, 놀기 위해서 온 것이다. 그런데 뛰놀아야 할 아이들을 학교다 학원이다 떠들어대며 기계처럼 뺑뺑이를 돌리니 비만이니 아토피니 온갖 생활습관병(성인병 또는 현대병)을 앓게 되는 것이다. 몸이 약해진 아이들은 정신까지 약해져 스스로 목숨을 끊는 것이다.

목욕,
무엇이
문제인가

사람들은 피부에서 나오는 노폐물을 씻어내기 위하여 목욕을 한다. 그런데 언제부터인가 뜨거운 한증막이나 탕에 들어가 억지로 땀을 내는 목욕 문화로 바뀌었다. 사람들은 피부가 따뜻해지면 땀구멍이 열리고 몸속에 있는 노폐물이 잘 배출되어 건강에 유익하다고 생각한다. 이것이 많은 사람들이 하고 있는 현재 목욕 방법이기도 하다.

물론 피부의 땀구멍은 추우면 닫히고 더우면 열린다. 누구나 찬물에 목욕을 하면 처음에는 몸이 약간 떨리고 추울 것이다. 왜냐하면 땀구멍이 닫히고 외부의 차가운 온도에 저항하기 위해서 저절로 떨리는 것이기 때문이다. 그러나 곧바로 피부 주위의 모세혈관이 팽창되어 혈액순환이 증가되고, 36.5도의 체온을 유지하기 위하여 열을 내며 훈훈해지는 것을 누구나 경험하게 된다. 하지만 몸이 약한 사람이 춥다고 해서 더운 물로 목욕을 지속적으로 한다면 어떤 일이 일어날까? 땀구멍의 수축 작용이 약화될 것이고, 땀구멍이 열리게 되면 몸 안의 열기가 빠져나가서 더욱 추위를 느끼게 될 것이다.

이처럼 더운 물로 목욕을 하면 피부의 지방은 녹아서 피부에 달

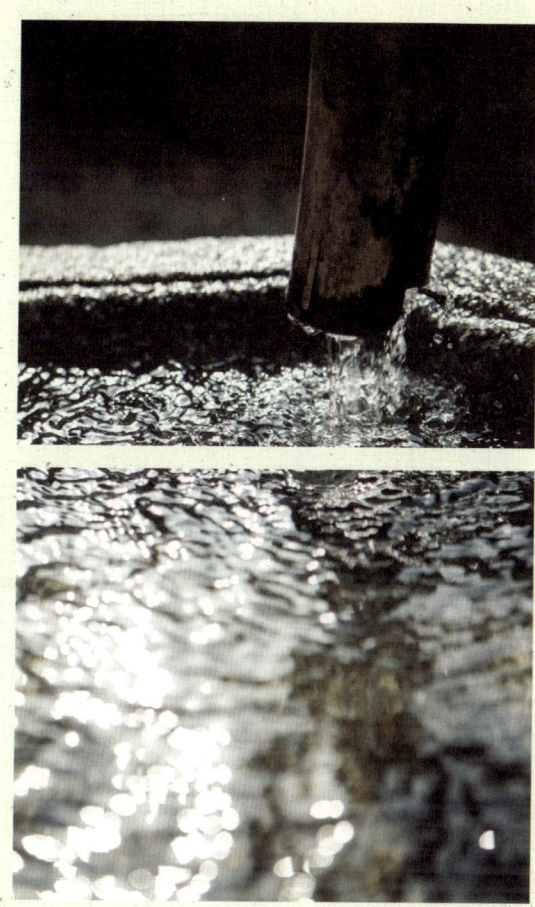

영하의 추운 날씨에도
나무든 물고기든
스스로 이겨내는 힘을 보여준다.

라붙지만, 찬물로 목욕을 하면 굳어버린다. 그래서 더운 물로 목욕을 할 때는 반드시 비누가 필요하다. 찬물로 목욕을 하면 물의 찬 온도에 의해서 피부의 지방이 굳으므로, 찬 물수건을 꼭 짜서 문질러 닦아주면 비누가 없어도 피부가 깨끗해진다.

지방과 단백질이 풍부한 곰국을 냉장고에 넣어두면 지방이 굳어서 걷어내게 된다. 하지만 따뜻한 불에 녹여주면 걷어낼 수가 없다. 먹은 음식의 노폐물이 배설되는 과정 또한 같다고 볼 수 있다.

자연을 살펴보자. 영하의 추운 날씨에도 나무든 물고기든 스스로 이겨내는 힘을 보여준다. 목욕, 선택은 여러분의 몫이다.

반드시 껍질을 먹자

"밥상이 약상이 되어야 한다."는 말을 곧잘 듣는다. 지당한 얘기다. 우리가 날마다 먹는 음식은 밥이지 않는가? 이 밥만 잘 먹어도 변비나 숙변을 어느 정도 예방하고 치료할 수 있다.

밥은 현미밥이어야 한다. 사실 현미밥을 왜 먹어야 하는지는 잘 알려져 있다. 현미를 먹으면 쌀이 가지고 있는 영양소의 95%를 먹게 된다. 백미를 먹으면 단 5%의 영양소만 먹는 셈이다. 성인은 총 섭취 칼로리 중 단백질을 7%만 섭취해도 충분하다. 현미에는 8%(칼로리 비율)의 단백질이 들어 있다. 성장 발육 속도가 가장 빠른 만 1세 이하의 아기들이 먹는 모유에는 단백질이 7%(칼로리 비율) 들어 있다. 이에 견주어 보더라도 현미밥 세 끼만 먹으면 충분한 단백질 섭취가 가능함을 알 수 있다.

현미의 껍질은 혈당을 생리적 수준으로 조절해준다. 저혈당증이나 당뇨를 예방하는 데 좋다. 섬유질이 많으므로 혈관 벽 찌꺼기를 씻어주어 노폐물이 혈관에 쌓이지 않게 해준다. 현미에는 백미의 3~4배나 되는 식이섬유가 들어 있다. 이 섬유질은 칼로리는 없지만 장에서 포만감을 느끼게 해주어 과식하지 않도록 도와준다. 물을 충분히 잡고 있어서 장의 연동운동을 도와 변비도 예방한다. 현미는 몸에 필요한 성분은 알맞게 들어 있고 몸에 필요 없는 성분은 들어 있지 않은 완전식품이라 해도 지나친 말이 아니다.

변비나 숙변을 치료하는 일반 약품들은 먹는다 하더라도 일시적으로만 좋아질 뿐이다. 장기적으로는 득이 될 것이 별로 없다. 날마다 현미밥을 맛있게 먹는다면 변비나 숙변에서 자유로울 것이다. 조, 수수, 기장, 팥, 콩 같은 통곡식도 많이 먹자. 이러한 통곡식은 영양소도 많을 뿐 아니라 우리 몸에 쌓인 납, 수은, 카드뮴 같은 중금속을 제거해준다.

곡식과 과일 껍질에 영양소가 많이 들어 있다는 점을 꼭 알아주었으면 좋겠다. 그런데 사람들은 대부분 식감이 좋지 않다는 이유로 껍질을 깎아서 음식물 쓰레기통에 넣어버린다. 이는 가장 좋은 영양소를 버리는 가장 어리석은 짓이 아닐 수 없다. 가끔 음식물 쓰레기통에 담겨 있는 사과껍질을 보면 안타깝기 그지없다.

감자의 경우 껍질째 삶으면 비타민C가 70% 이상 남는다. 칼슘 손실도 거의 없어 고혈압인 사람에게 아주 좋다. 귤껍질이 귤 알맹이보다 비타민C가 4배나 더 많다는 사실을 알고 있는가? 귤껍질을 말려 차로 달여 먹으면 감기를 예방하는 데 이만한 것이 없다. 껍질

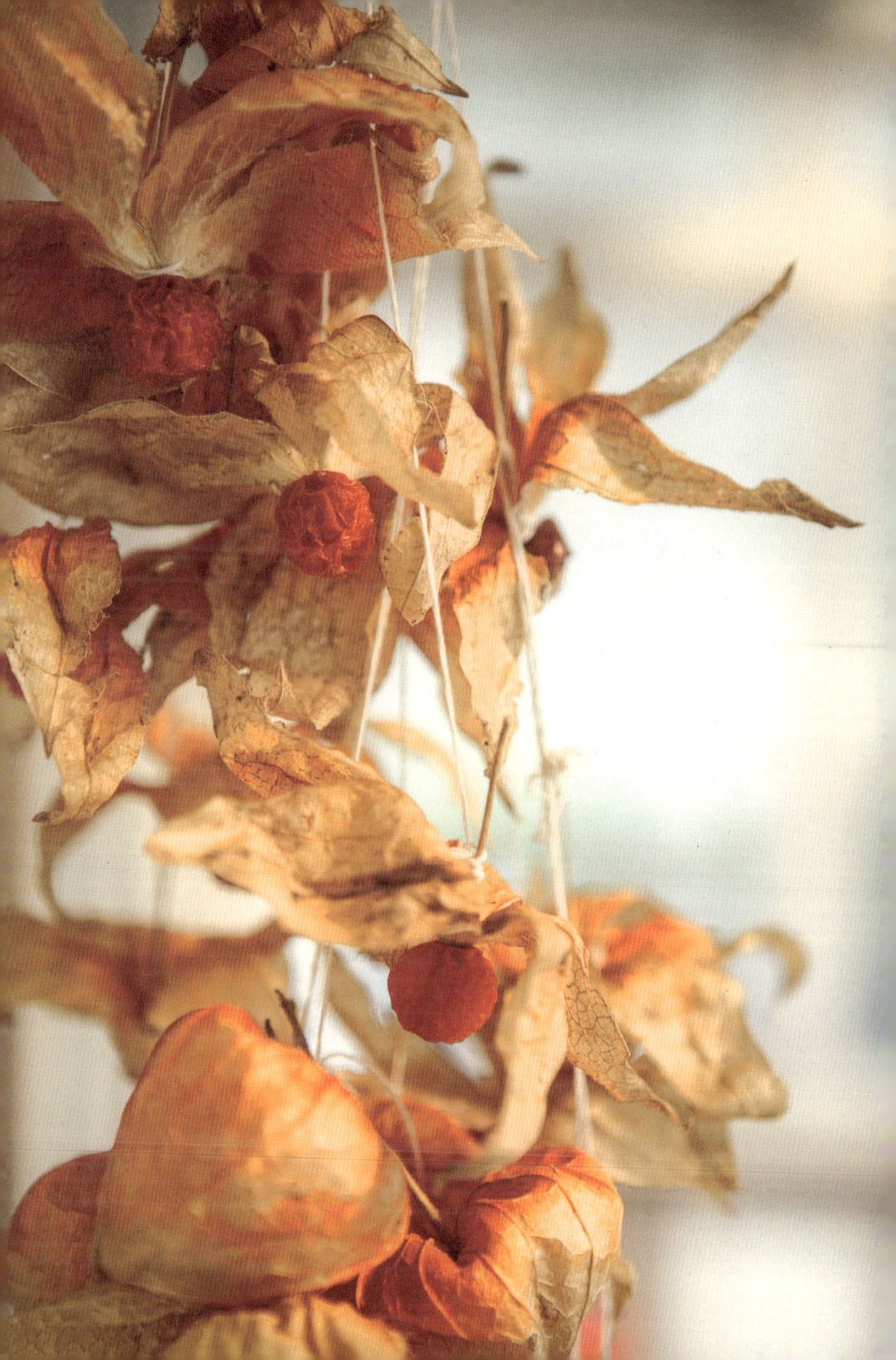

째 먹는 습관을 가지는 것이 중요하다.

　이제는 '영양식'이 아니라 몸을 살리는 '생명식'이 필요한 때이다.

세균 오염도가
가장 높은 곳이
집 안이다

  오늘날 모든 질병은 산소 부족에서 온다고 해도 과언이 아니다. 집이라는 밀폐된 공간에서 옥외의 신선한 공기를 접하지 못하는 피는 생명력이 날마다 저하되고 죽어가기 때문이다. 신선한 공기의 중요성을 인식하고 생활습관을 바꾸는 것은 건강의 지름길이다.
  신선한 공기는 물과 함께 생명과 영양의 근원이므로 매우 중요하다. 음식과 물은 도시에서도 가져갈 수 있지만 공기는 가져다 호흡할 수 없다. 생명은 호흡에서 시작하여 호흡으로 마친다. 우리 몸은 늘 깨끗한 산소를 원한다.
  우리는 보통 하루 6~8시간 동안 잠을 잔다. 그런데 추운 겨울철에 살림이 대체로 넉넉하신 이들의 잠자리를 살펴보면 숨이 막힐 지경이다. 대개 난방보일러 온도를 높인다. 창문은 물론 방문까지 꼭 닫는다. 푹신한 침대에서 푹신한 베개를 베고 잠을 잔다. 과연 이 환경이 건강에 좋을까? 한마디로 '아니오!' 라고 말할 수밖에 없다.
  '위기 탈출 넘버 원' 이라는 텔레비전 프로그램에서 우리 생활

환경 가운데 어느 곳이 세균오염도가 높은가를 실험한 적이 있다. 이때 세균오염도가 가장 높은 곳은 놀랍게도 집 안 거실과 방이었다. 실내 세균오염도가 가장 높은데 여기에다 문을 닫고, 그것도 모자라 난방보일러 온도를 높이면 어떻게 되겠는가? 따뜻한 공기 속에서 세균들만 번식하지 않겠는가. 아무리 도시 환경이 나쁘다 하더라도 집 밖의 공기가 집 안의 공기보다 깨끗하다. 그러니 자주 창문과 방문을 열어야 하는 것이다.

나는 앞에서도 말했듯이 잠을 잘 때 창문을 활짝 열어놓고 잔다. 고유가 시대에 난방비 걱정하지 않고 건강을 지키는 지혜가 있어야 한다. 겨울에 반바지를 입고 보일러 온도를 높이는 어리석은 행동보다, 차라리 내복을 입고 보일러 온도를 낮추거나 끄는 지혜와 결단이 필요하다. 그래야만 몸이 튼튼해져 감기를 물리칠 수 있다.

요즘 도시 아이들은 너나없이 겨울 내내 콜록댄다. 가끔 도시에서 사는 어머니들이 찾아와 이런 질문을 자주 한다.

"날마다 보일러 기름 아끼지 않고, 실내 온도 높이고 따뜻하게 해주었는데. 왜 감기를 달고 다니는지 모르겠어요"

나는 이렇게 대답을 한다.

"보일러를 끄고, 창문은 조금 열고, 방문은 활짝 열고, 이불만 꼭 덮고 자게 해보세요. 아이들이 훨씬 편안하게 잠을 잘 것입니다. 편안하게 잠을 자면 감기도 도망을 갑니다."

얼마 전, 내가 사는 양신생활원에서 9박 10일 동안 단식을 마치고 돌아간 혜진이 어머니가 집으로 돌아가 큰 마음먹고 보일러 온도를 낮추었단다. 평소 반바지로 지내던 아이들에게 내복을 입히고 그 위에 겉옷을 하나 더 입혔다. 그런데 평소에 추위를 싫어하는 남편이 퇴근하고 돌아와서 "돈 벌어줄 테니 제발 따뜻하게 살자"며 보일러 온도를 다시 높였다. 그래서 남편만 없으면 보일러 온도 내리는 것이 혜진이 어머니의 일이 됐단다.

겨울이 지나고 봄이 될 즈음, 그제야 알게 되었단다. 지난겨울엔 아이들이 감기 한 번 걸리지 않고 잘 지냈다는 것을. 보일러 온도를 조금 낮춘 것이 가져다준 이득은 하나둘이 아니었다. 생활비 줄이고 아이들 건강 지키고……

양신생활원에 들어와 짧게는 3일, 길게는 15일 동안 단식을 하면서 사람들은 농담 삼아 이렇게 말한다.

"밥도 안 주면서 돈을 받는다."

하지만 집으로 돌아가 한두 달 생활한 뒤에는 이렇게 말한다.

"원장님 말씀대로 집 안 보일러 온도를 낮추고, 찬물로 머리 감고, 찬물로 목욕을 하고부터 식구들이 아무도 감기에 안 걸렸어요. 그뿐인가요. 이래저래 생활비가 줄어 돈 벌었어요!"

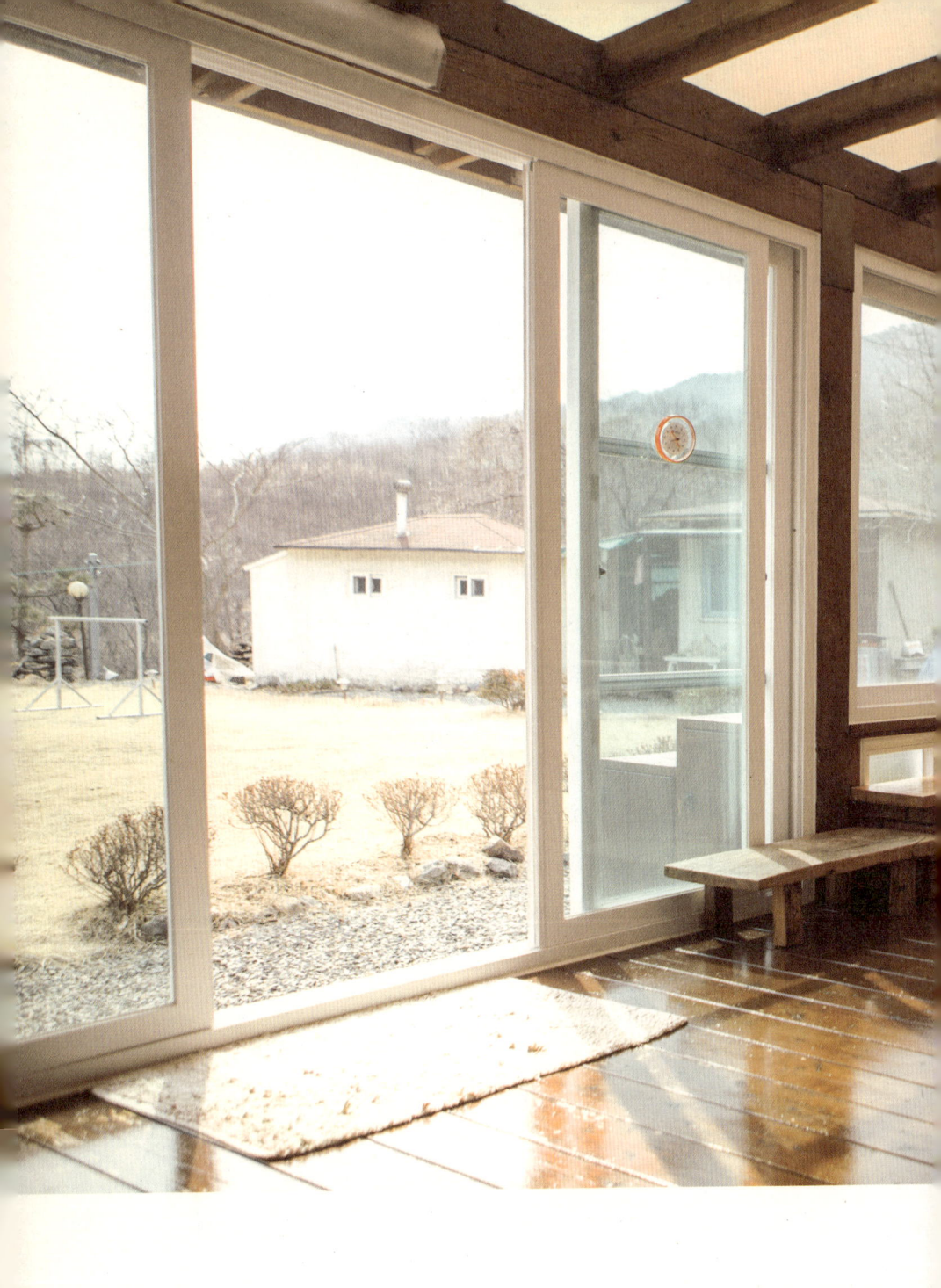

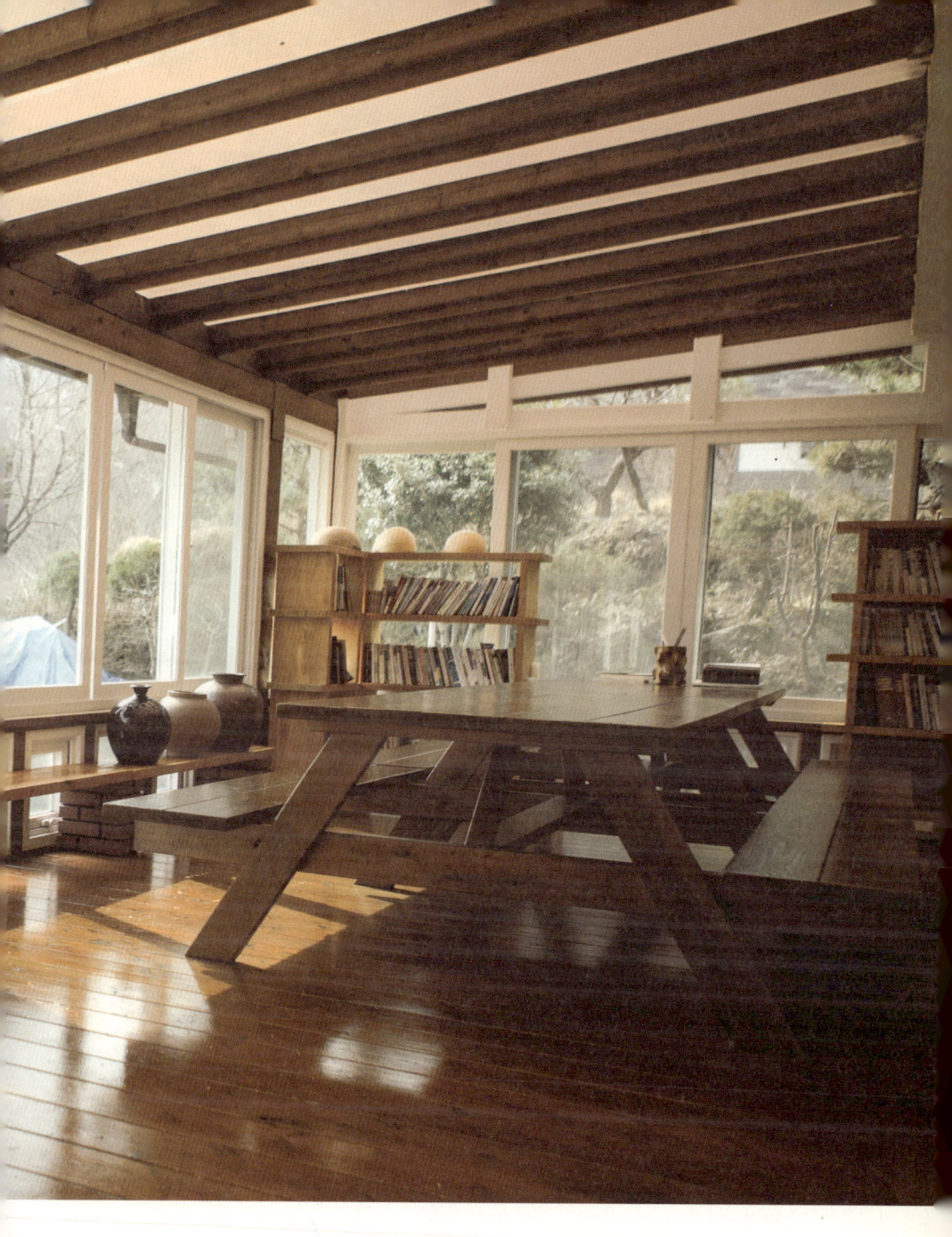

아무리 도시 환경이 나쁘다 하더라도
집 밖의 공기가 집 안의 공기보다 깨끗하다.
그러니 자주 창문과 방문을 열어야 하는 것이다.

사람을
살리는
힘은

우리의 몸은 흐르는 시간과 조화를 이루게 되어 있다. 오장육부로 표현되는 우리의 장기는 경락으로 서로 연결되어 있고, 이 경락을 통해 도는 기는 각 장기마다 2시간씩 머무르며 하루 24시간을 쉬지 않고 돈다.

인체의 장기는 스스로를 위해 평상시에는 일하지 않는다. 몸의 다른 기관을 위해 기를 사용한다. 몸은 그렇게 자신이 아닌 상대방을 위해 기운을 사용한다. 우리 몸의 기관들은 결국 상대를 향한, 상대를 위한 '희생의 방식'으로 유지된다. 그래서 기가 자신에게 머무르는 시간대에는 자신을 위해 휴식하며 축적한다.

기가 시작되는 곳은 폐다. 폐의 '배당 시간'은 오전 3시~5시다. 그래서 산속에서 도를 닦는 사람이 주로 이 시각에 일어나 숲속 맑은 기운을 받는다. 폐가 하루의 에너지를 충만하게 하는 이 시간이야말로 건강한 생활을 원하는 사람들에게 가장 절실한 시간이다. 산소를 가득 머금은 공기가 몸 구석구석 전달될 때의 상쾌함과 활력을 상상해보라.

청량한 기운이 들어와 폐에 운기가 돌기 시작하면 곧 대장 시간으로 이어진다. 오전 5시~7시는 대장의 시간이다. 폐에서 연결된 새 기운을 얻어 대장이 꿈틀거리며 대변을 밖으로 배출시켜야 장이 상쾌해진다. 그렇게 전날 쌓인 부담을 덜고 새로운 음식 찌꺼기를 받으려고 준비한다. 이때 대장이 새로운 기운을 받지 못해 배설물을 내보내지 못하면 변비와 함께 독소가 쌓이게 된다. 대장은 우리 몸의 화학 공장과 같아서 늘 암모니아 같은 역겨운 냄새를 풍긴다. 그래서 대장을 깨끗이 해야 찌꺼기와 악취를 없애 몸을 청결히 유지할 수 있는 것이다.

대장이 비워지는 오전 7시~9시는 위장 시간으로 위 속으로 영양분이 들어오는 것과 관계가 있다. 대장을 비워주어야 새 음식이 들어올 수 있다. 이 시간대에 밤 동안 비어 있던 위는 음식을 섭취하여 기운을 얻는다. 대장이 비지 않으면 마치 내리지도 않고 사람만 자꾸 올라가는 버스처럼 포화상태가 된다. 그래서는 장도, 위도 결코 좋은 기를 간직하기가 어렵다.

오전 9시~11시는 비장시간이다. 기는 비장으로 들어와 비장의 기능에 활력을 준다. 비장은 위에서 소화된 음식에서 진액을 추출해 에너지로 전환시킨 뒤 온몸으로 보내준다. 이때 우리의 몸은 힘을 얻고 머리가 맑아지는데 특히 팔다리와 근육이 단단해진다. 음식을 먹자마자 피곤하고 눕고만 싶은 사람은 비장이 약한 사람이다. 비장의 기운이 소화기 쪽에 머물러 온몸에 퍼지지 않기 때문에 힘이 없고 눕고만 싶은 것이다. 이런 증상은 주로 선천적으로 비장의 기운이 약한 소음인들에게서 많이 보인다.

오전 11시~오후 1시는 심장의 시간이다. 심장이 쉬면서 기운을 얻어야 하는 시간이다. 현대의학에서는 심장수술을 할 때 이 시간대를 피한다고 한다. 이 시간대에 심장 수술을 하면, 통계적으로 실패 확률이 높은 것으로 나타났다. 가장 강한 기가 심장을 지나가는 이 시간대에 심장은 편히 쉬면서 충분한 에너지를 공급받는다. 이때 심장을 칼로 가른다고 상상해보라. 심장의 기가 어떻게 되겠는가? 이 시간대에는 심장에 부담을 주는 운동을 하는 것도 좋지 않다.

오후 1시~3시는 소장의 시간으로 점심 먹기에 가장 좋은 시간이다. 이 시간에 위가 점심을 받아들일 때, 소장은 이미 아침에 위를 통해 들어온 음식의 소화 흡수를 마무리한다. 소장은 청탁을 분별하는 기관으로, 좋은 진액은 방광으로 보내고 나쁜 진액은 대장으로 보내 배설시킨다. 소장이 소화 흡수에 결정적인 역할을 하려면 약간의 열이 필요한데, 그 열 기운은 심장에서 전달된다. 소장은 미생물을 만드는 기관이기도 하다. 이는 소장암이 없는 이유이기도 하다.

오후 3시~5시는 방광의 시간이다. 오후 5시~7시는 신장의 시간으로 비뇨기에 문제가 있는 사람은 이 시간에 편히 쉬는 것이 좋다. 이 시간에 격렬한 운동을 하면 평소보다 2배 이상 기운이 빠지 우리 몸은 흐르는 시간과 조화를 이루게 만들어져 있다.
이 자연의 리듬에 생활을 맞추는 것이 필요하다.

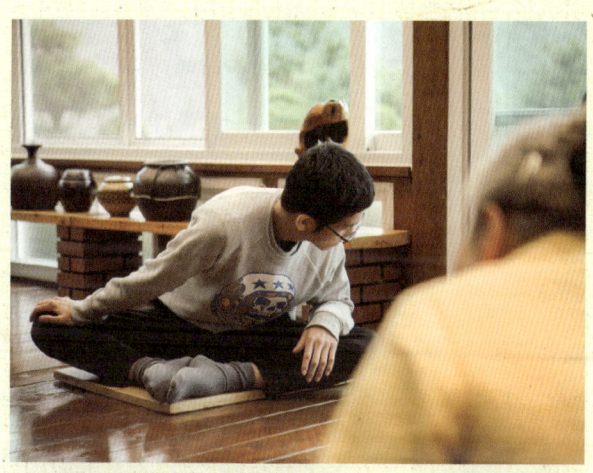

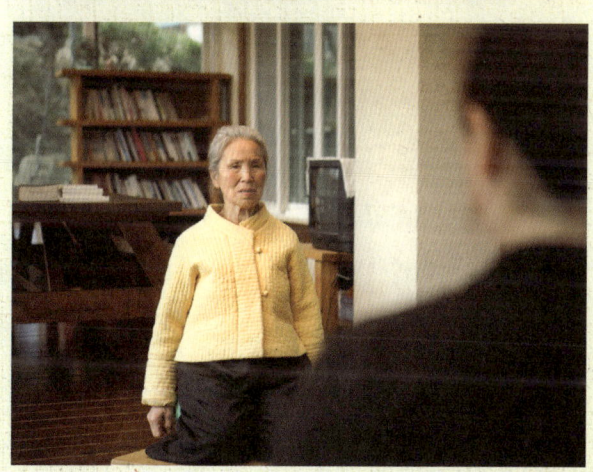

게 된다. 만약 사람이 오전에 주로 피곤하다면 비장이 건강하지 못한 탓이고, 오후 늦게 피곤하다면 주로 신장 기운이 떨어진 탓이다. 신장이 약한 소양인들이 조심해야 하는 시간대이다.

오후 7시~9시는 신장이 생식기에 기운을 내보내는 시간으로 심포의 열기와 신장의 수기가 만나 전열의 물을 끓이는 시간대이다. 부부생활에 있어 가장 좋은 시간대이다. 이 시간이 지나고 오후 9시~11시는 삼초 시간으로 원만한 체내 수분 대사와 호르몬 분비를 위해 삼초가 기운을 얻어야 하는 시간이다. 이때는 약간 나른한 기분으로 잠자기에 더없이 좋은 시간이다.

오후 11시~오전 1시, 오전 1시~3시는 담과 간의 시간이다. 이 시간에는 무조건 쉬어야만 건강하게 살 수 있다. 밤 12시가 넘으면 잠이 잘 오지 않는 경우가 많은데, 그 까닭은 간과 담이 쉬지 못하여 간의 기운이 상승해 수면을 방해하기 때문이다. 담에 해당하는 오후 11시~오전 1시는 담즙이 거의 나오지 않는 시간이다. 담즙이 나오지 않는다는 말은 이 시간에는 담이 음식을 소화시키는 작업을 수행하지 않는다는 뜻이다. 그래서 이렇게 늦은 시간에 음식을 먹으면 음양 관계에 있는 간과 담이 엄청난 스트레스를 받게 되는 것이다. 특히 고기와 술 등 기름진 음식을 먹으면 이 두 장기는 거의 죽을 지경이 된다. 이 시간대는 담이 스스로를 위해 에너지를 비축하는 시간이다. 즉 내일을 위해 기를 모아야 하기 때문에, 담즙을 배출하는 등 기를 소비하는 일을 원치 않는 것이다.

해당 시간의 장기와 반대편 시간대의 장기는 각각 반대로 작용한다. 예를 들면, 간담 시간(오후 11시~오전 3시)의 반대편 시간대인 심장과 소장(오전 11시~오후 3시)은 각각 반대로 작용한다. 즉 간담이 강한 시간에는 반대편의 심장과 소장이 약해지고 심장과 소장이 강해지는 시간에는 간담이 약해진다는 말이다. 오후 11시~오전 3시에는 간담이 강해지는 시간이기 때문에 담즙이 분비되지 않으며 반대편 심장과 소장은 약해진다.

평소 심장질환이 있는 사람들의 사망률은 심장과 소장이 약해지는 시간대에 유난히 높다. 한편 심장과 소장(오후 11시~오전 3시) 사이에는 반대편의 간담이 약해지는 시간, 즉 이완되는 시간이므로 이때 담즙이 가장 많이 분비된다. 점심시간에는 고기를 먹어도 다른 시간보다 소화가 훨씬 잘된다는 말이다.

이처럼 우리 몸은 흐르는 시간과 조화를 이루게 만들어져 있다. 이 자연의 리듬에 생활을 맞추는 것이 필요하다. 자연 법칙에 순응하는 삶이 곧 건강과 직결되는 삶이기 때문이다. 산속 요양원 같은 곳에서 환자들의 상태가 기적적으로 좋아지는 것은 일상의 모든 잡다한 것을 잊어버리고, 이 생체 리듬 속으로 들어가기 때문이다. 자연의 리듬 속에 사람을 살리는 힘이 있다.

병은 내 안에서 일어나는 것이다.
대부분의 병은 내가 흔들리지 않으면 곧 사라진다.
내 안에서 잘 다스리면 병은 오히려 약이 된다.

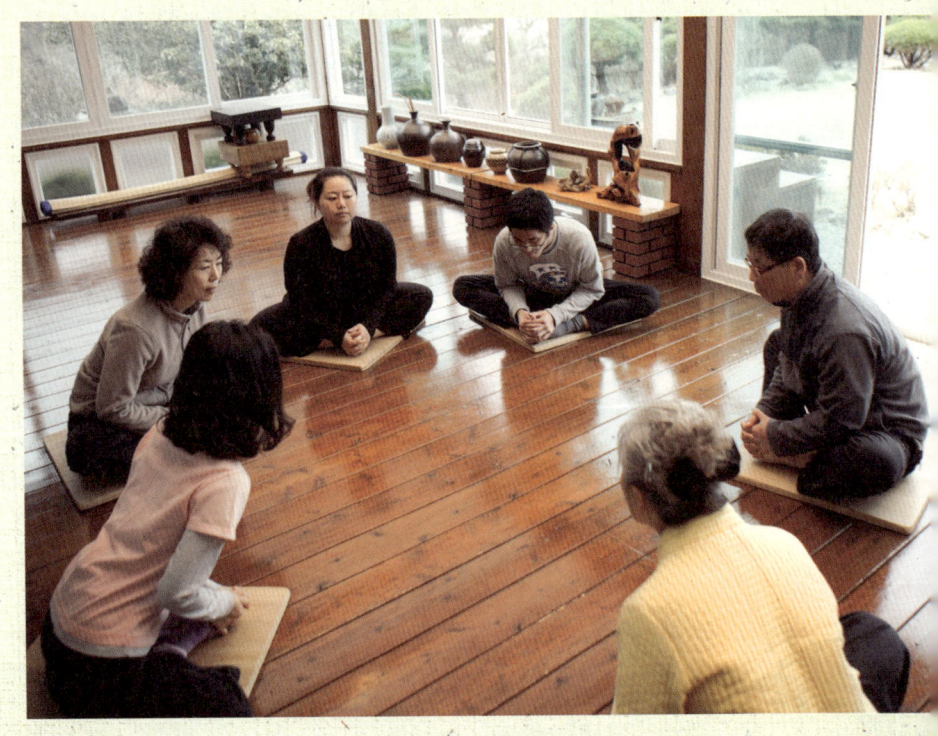

편작과 자연요법

한의학의 기초를 마련한 편작의 본래 이름은 진월인(秦越人)이다. 워낙 유명하다 보니 '뛰어난 의사'를 이르는 말이었던 편작이라는 이름이 본명을 대신하게 된 것이다. 하지만 부와 명성을 뒤로하고 천하를 떠돌며 민중들에게 인술을 펼쳤다. 편작의 이야기는 『사기』 「편작창공열전」에 나온다. 편작은 환자의 몸에서 드러나는 여러 증상을 통해서 몸의 상태를 꿰뚫어보았다.

편작은 지방의 특성을 살펴 환자들이 실제 필요한 것이 무엇인가를 파악하고, 그곳 풍속과 생활습관에 따라 치료방법을 달리했다. 편작이 뛰어난 능력으로 기적 같은 치료를 할 수 있었던 것은 평생을 떠돌며 다양한 임상을 경험했기 때문이라고 한다. 수천 년이 지나도록 그가 추앙받는 것은 죽은 사람도 살려낸 의술 때문이 아니라, 민중과 함께하며 아낌없이 베풀며 살았기 때문이다. 무릇 의사란 어떠해야 하는지를 온몸으로 보여준 명의 중 명의였다.

가장 훌륭한 의사는 누구인가? 상의(上醫)는 병이 나지 않도록 하고, 중의(中醫)는 질병을 미리 치료하고, 하의(下醫)는 질병을 보고 나서 치료하는 의사라고 한다. 중국 전국시대 위문왕이 편작에게 물었다.

"자네 세 형제가 모두 의술에 능하다던데 누가 가장 뛰어난가?"

편작이 대답했다.

"큰형이 가장 뛰어나고 다음이 둘째 형이며 제가 가장 부족합니다. 큰형은 병이 나기 전에 치료합니다. 병을 미리 알고 막아낸 사실을 사람들이 모르니 뛰어난 의술이 알려지지 않은 것입니다. 둘째 형은 병을 초기에 치료합니다. 그래서 가벼운 증세만 치료한다고 생각합니다. 소인은 증상이 심각할 때 치료합니다. 침을 꽂아 피가 나오거나 수술하는 것을 본 사람들은 중한 병을 잘 고친다고 여깁니다."

편작의 아버지는 아들 덕에 장수를 누리고 있었는데, 젊어서부터 천식을 앓아 고생이 커 천식만 낫는다면 죽어도 여한이 없겠다고 하며 고쳐주기를 호소했다고 한다. 그런데 편작은 이 핑계 저 핑계 둘러대며 부친의 병을 고쳐주지 않았다.

어느 날 편작이 병을 고치러 나갔을 때, 아들의 처사가 야속했던 부친은 수제자에게 "천식을 고쳐줄 수 있겠느냐?"고 부탁했다. 수제자는 사부를 기쁘게 해줄 기회라 여기고 침으로 말끔히 고쳐놓았다. 돌아온 편작은 부친의 병색이 가신 것을 보고 놀라 물어보았다. 수제자는 천식을 낫게 해드린 것을 자랑스럽게 고했다.

편작은 땅바닥에 주저앉으며, "아이고 네가 우리 아버님을 돌아가시게 하고 말았구나. 몸에 잔병을 하나씩 두어야 장수를 누리는 법인데 이제 장사 치를 일만 남았다."고 통곡을 했다고 한다. 부친은 열흘이 못 가서 정말 돌아가셨다고 한다.

편작도 고칠 수 없는 여섯 가지 불치병
- 교만해서 도리를 무시할 때
- 몸을 가벼이 하고 재물을 중하게 여길 때
- 의식이 타당하지 못할 때
- 음양이 오장에서 합병하고 기운이 불안정할 때
- 형용(形容)까지 쇠약하여 약을 받아들이지 않을 때
- 무당 박수의 말을 믿고 의사의 말을 믿지 않을 때

내 몸을
아프게 한 것은
바로 나

나는 그동안 아픈 사람들을 수없이 만났다. 그들 대부분은 늘 무엇인가가 자신을 아프게 한다고 하소연했다. 이를테면 어려서부터 일을 많이 해서 골병이 들었다든가, 남편이 자기 말을 안 들어 속이 문드러졌다든가, 늘 건강했는데 어떤 일로 갑자기 병이 났다든가……. 계속 그 '무엇' 때문에 아프다고 넋두리를 늘어놓는다. 그러면서 어떻게 하면 병이 나을 수 있는지 방법을 알려달라고 한다.

이렇게 외부로부터 질병이 오는 것이라고 생각하는 사람들은 치유 방법 역시 외부에서 구하기 때문에, 병에 걸리면 큰 병원이나 유명한 의사를 찾아다닌다. 그러다 뭔가 빨리 치료가 안 된다 싶으면 금방 다른 방법을 찾아 헤맨다. 그런 사람은 평생 방법만 쫓아다니다가, 혹은 원망만 하다가, 몸도 마음도 지쳐 결국 불행하게 삶을 마무리하게 된다.

과연 병은 바깥에서 온 것일까? 물론 어쩔 수 없는 여러 가지 이유에서 올 수도 있다. 그러나 병에 걸린 사람은 '나' 다. 누가 대신 아파줄 수 없다. 내 속에서 아픔이 오고 고통이 온다. 나도 자연치

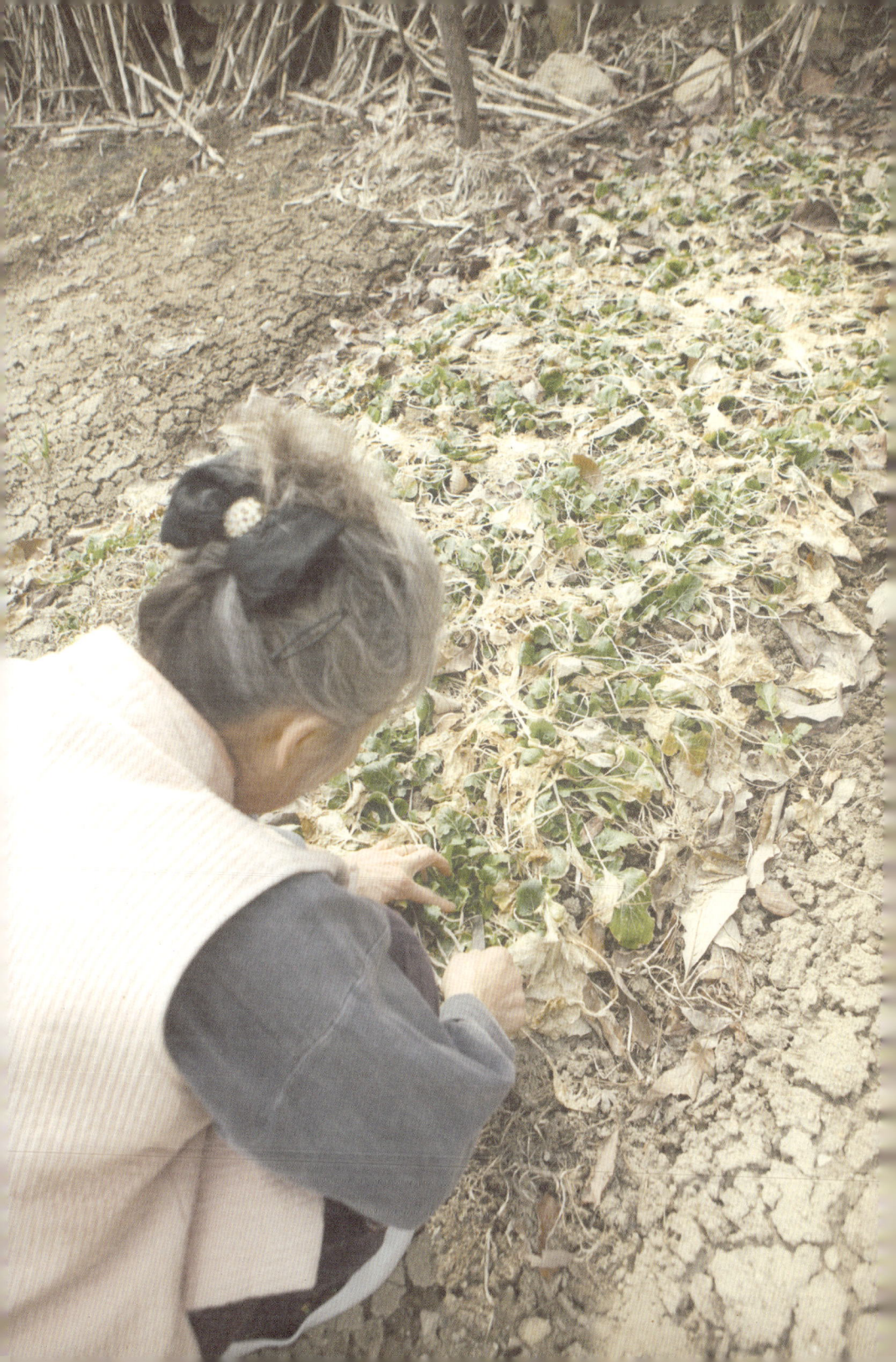

유를 깨닫기 전에는 내 안의 문제라기보다 바깥에서 방법을 찾아야 한다고 생각했다. 워낙 이런저런 어려운 일을 많이 겪다 보니 예기치 않은 큰 병들이 찾아왔다. 그럴 때마다 한약, 침, 지압요법, 사혈요법, 수지침, 봉침에 각종 약초며 온갖 좋다는 것은 찾아다니지 않은 것이 없다. 그러나 늘 아팠다. 하지만 몸은 낫지 않았고, 그럴수록 내 몸을 완치시켜줄 무엇인가가 있을 것만 같아 애만 탔다.

결국 몇 번을 쓰러지고 일어나면서 지금의 건강을 되찾게 된 것은, 내 몸은, 내 안에서, 내가 다스려야 한다는 것을 깨달은 뒤부터다. 그러면서 몸이 원하는 것에 귀를 기울이게 되었고, 내 몸을 함부로 대한 나를 스스로 용서하고 소중하게 어루만지게 되었다.

몸은 공기와 햇볕과 물과 같은 자연환경과 인문환경의 영향을 주고받으며 존재한다. 몸 안의 기능들도 각자의 역할에 충실하면서 서로 도와가며 상생한다. 몸의 기능을 제대로 읽어주기만 해도 몸은 자기가 알아서 스스로 좋은 상태를 유지하려고 한다. 그러니까 병이 오면 뭔가 그럴 만한 이유가 있다.

몇 번이나 강조하듯이, 병은 내 안에서 일어나는 것이다. 대부분의 병은 내가 흔들리지 않으면 곧 사라진다. 내 안에서 잘 다스리면 병은 오히려 약이 된다.

2012년 우리나라 평균수명은 여자는 84세, 남자는 77.3세라는 기사를 보았다. 고령화시대에 접어들어, 그렇지 않아도 고조되었던 건강에 대한 관심은 더 커지고 있다. 그런데 건강음식이나 건강요법. 등이 넘쳐나면서 오히려 몸을 망치는 경우가 적지 않다. 자연 섭리에 따라 적당히 먹고 움직이면 병을 막을 수 있다. 사실 이렇게 쉽고 간단한 일을 현대인들은 무시하고 듣지 않는다. 하루 중에 십 분만이라도 나무 밑에서 긴 호흡을 해도 좋으련만, 한 시간 남짓 걷기만 해도 좋으련만, 늦어도 밤 열두 시 전에 잠을 자기만 해도 좋으련만……. 현대인들은 이마저도 지키기 어렵다고 호소한다.

 병은 자연 법칙과 일치되는 생활을 하지 않고, 건강한 생활에 적합하지 않은 생활 유형을 따르기 때문에 나타나는 경우가 많다. 지켜야 할 교통신호와 질서를 지키지 않을 때, 언제 어떤 사고가 닥칠지 누가 알 수 있겠는가.

 손에 쥐가 나거나 추우면 손을 비비게 된다. 이런 반사작용을 생각하면 우리 몸이 필요로 하는 습성이 무엇인지 알 수 있다. 두 손을 가슴 앞에 들고 비비고 씻는 손동작을 자주 해보자. 옛 어른들이 아기들에게 가르쳤던 손동작 '잼잼'도 좋은 손 운동이다. 두 손을 허공에서 비비고 씻고 또 마치 손에 묻은 물을 털 듯 손을 턴다. 그리고 손바닥이 위로 향하게 하고 '잼잼'을 열 번 한 다음 손바닥이 아래로 향하게 하고 '잼잼'을 열 번 해준다. 이 동작은 하루 중 어디에서나 수시로 할 수 있으면서 기분을 전환시켜주고 혈액순환에 좋은 영향을 준다.

 옷을 입을 때는 몸에 딱 맞는 옷이나 지나치게 두꺼운 옷을 입기보다 다소 헐렁하고 얇은 옷을 입는 것이 좋다. 음식은 제철에 나온

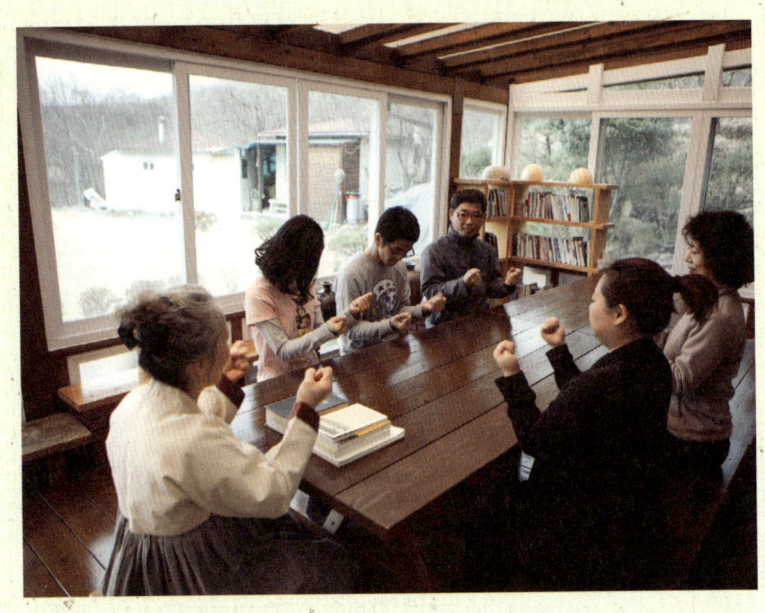

옛 어른들이 아기들에게 가르쳤던 손동작
'잼잼'도 좋은 손 운동이다.

단순한 먹을거리가 좋다. 무엇보다 많은 양을 먹으려고 하지 말고 절제 있는 식습관을 갖는 것이 중요하다. 밀폐된 공간은 산소가 부족하다. 밀폐된 곳에 있으면 자연히 몸 안에 독소가 쌓이게 되므로 이러한 독소를 배출하기 위해서는 자주 환기를 해주고 약간 추운 듯 생활하는 것이 좋다. 밤엔 늦어도 12시 전에 자고 아침에 일찍 일어나는 것이 좋다.

위급한 상황에서 가장 먼저 환자에게 하는 일은 호흡을 확인하는 일이다. 평소 우리 몸에 산소 공급만 제대로 해도 병원에 가는 횟수가 줄어든다. 방문을 항상 열어놓아야 한다고 강조하는 이유도 환기를 잘 시켜 맑은 산소를 마셔야 하기 때문이다. 이는 내가 한겨울에도 문을 열고 잠을 자는 이유다. 나는 한겨울이 아니면 대체로 거실 밖 마루에서 잠을 잔다. 산소의 원천인 자연 속에서 잠을 자는 셈이 되기 때문이다. 물론 이불은 꼭 덮고 잔다.

이런 관점에서 보면, '어쩌면 거지가 부자보다 잠자리가 더 낫지 않나?' 하는 생각에 이를 때가 있다. 푹신한 침대에 난방이 잘된 방에서 잠자는 부자보다 자신의 몸 하나 누일 데 없어, 자연에서 나오는 맑은 산소를 마시며 자는 거지가 어쩌면 더 '좋은 환경'에서 자는 것인지도 모를 일이다.

사람들이 많이 모이는 장소에 가면 흔히 문을 닫는다. 어수선하다고 문을 닫고, 시끄럽다고 문을 닫는다. 그러나 사람이 많이 모인 곳일수록 문을 열어두어야 한다. 많은 사람들한테서 뿜어 나오는 기운들은 좋은 것이 없다. 그래서 환자나 어린아이는 사람들이 많이 모인 곳에 가면 안 된다. 많은 사람들이 내뿜는 '독가스'를 방어할 능력이 없기 때문이다.

하느님은 누구에게나 잠시도 없어서는 안 된다. 산소를 아무런 조건 없이 주셨다. 이 산소는 아무리 가난한 사람일지라도 공짜로 마시기만 하면 살 수 있다. 사람을 살리고 모든 생명을 살리는 산소를 모르는 사람은 없다. 하지만 이 산소에 대해 관심을 갖거나 고마운 마음을 지니는 사람은 별로 없는 듯하여 마음이 씁쓸하다.

나는 1일 2식, 자연식을 한다

식물은 햇볕과 물과 공기만으로 생장한다. 때가 되면 열매가 익어 땅에 떨어진다. 적당한 시기에 줄기나 잎을 따면 생명에 지장을 받지 않고 오히려 더 많은 줄기와 잎을 낸다. 동물이 열매를 먹고 배설하면 발아하여 번식지를 넓혀간다.

식물에는 몸에 좋은 다양한 영양소들이 들어 있다. 새로운 비타민과 항산화 물질, 항암성분 등이 식물에서 지금도 끊임없이 발견되고 있다. 토마토에는 5만여 종의 피토케미칼(phytochemical, 식물성 화학물 또는 식물성 영양소)이 들어 있다. 그러니 식물성 음식을 먹으면 만성병과 난치병에 잘 걸리지 않으며 노화 방지에도 큰 도움이 된다.

인간의 구강구조와 소화기관 구조는 채식을 하고 소화시키기에 적합하다고 한다. 인간의 타액은 아밀라아제라는 탄수화물 소화효소를 가지고 있고, 식도는 좁아 작게 잘린 부드러운 음식물만을 넘기도록 되어 있다. 위는 육식동물에 비해 약한 산도를 가지고 있다.

식생활과 암 발생에 관한 여러 역학조사에서 동양인이 서양인보다 유방암과 전립선암 사망률이 매우 낮다고 한다. 이는 콩과 같은 식물성 음식을 서양인보다 동양인이 더 많이 먹기 때문이라 생각한다. 콩은 여성호르몬인 에스트로겐과 유사한 이소플라본이 들어 있어 유방암과 골다공증 예방에 탁월하다. 우리나라 국가대표 축구팀이 시합을 앞두고 밥상에 꼭 올리는 것이 바로 된장국과 청국장이라고 한다. 경기 전날이나 경기 당일에 속을 편안하게 해주기 위해서다.

의학이 발전할수록 오히려 의학에 대한 만족도는 떨어지고 있다. 모든 객관적 지표상으로는 사람들의 건강 상태가 과거 어느 시대보다도 좋아졌다. 그러나 현대인은 과거에 비해 아프다고 호소하는 빈도가 높아졌고, 50년 전에 견주어 의사를 방문하는 횟수도 2배 이상 늘었다. 이런 상황에서 우리가 해야 할 식생활은 채식이라고 말하지 않을 수 없다.

나는 날마다 하루 2회(오전 9시와 오후 3시) 식사를 한다. 저녁은 볶은 곡식을 약간 씹어 먹거나 아예 먹지 않는다. 1일 2식이냐, 1일 3식이냐, 1일 2식에서도 아침을 먹지 말아야 하나, 저녁을 먹지 말아야 하나, 이런 문제를 두고 갑론을박을 벌이기도 한다. 나는 앞서 말했듯이 있는 대로, 몸이 느끼는 대로 하면 좋을 듯싶다. 너무 얽매일 필요가 없다는 것이다. 다만 우리 몸의 담과 간이 쉬는 시간인 늦은 밤에는 먹지 말아야 한다.

우리 집 밥상은 단순하면서 풍성하다. 현미잡곡밥, 된장, 호박

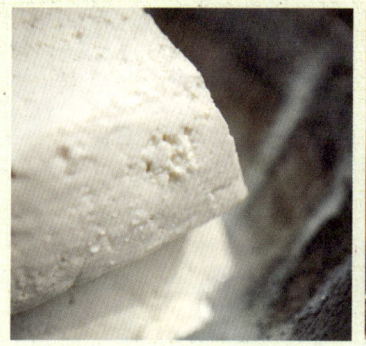
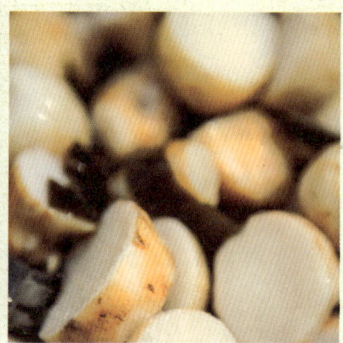

우리 집 밥상은
단순하면서 풍성하다.

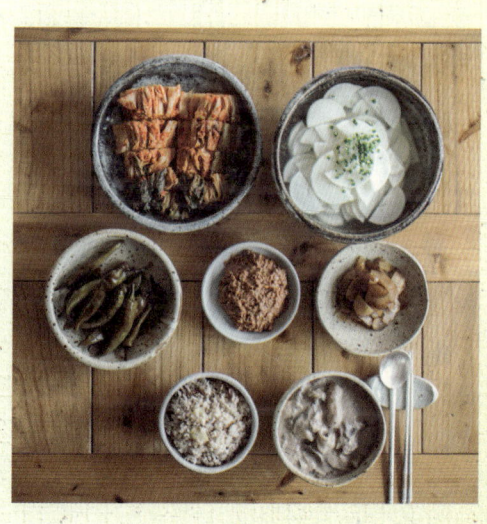

잎, 여러 가지 김치와 장아찌, 부침개, 나물무침, 보리밥, 열무, 된장, 김, 미역, 풋고추 그리고 가끔 도토리국수도 즐겨 먹는다. 밥상은 단순하지만 양식품과 음식품을 고루 짝지어 풍부한 영양을 갖추었다.

나는 가끔 크고 작은 모임에서 회식이 있을 때 자리에는 참석하지만 식사를 거의 하지 않는다. 아니 식사를 하지 못한다. 식욕도 없고 음식이 목구멍으로 넘어가지도 않아서다. 주변에서는 농담 삼아 회비가 아깝지 않느냐고 하지만 입맛이 당기지 않는데 어쩌랴. 더구나 회식은 고기 파는 식당에서 주로 한다. 육류를 먹으면 그 다음 날까지 속이 거북하고 때론 변비까지 생긴다. 하나밖에 없는 내 몸을 육류로 희생시킬 수 없다. 몸의 주인으로서 채식을 하고 절식을 하는 것은 내 몸을 배려하는 일이므로.

잠시 멈추었을 뿐인데

멈추면 비로소 보인다고 했던가.
참으로 멈추면 보이는 것이 많다.
문득 시름 속에 푸른 하늘 한번 올려다보면
하늘만큼 나를 편안하게 해주는 것은 없다.
가끔 집 주위에 있는 산을 바라본다.
비바람을 막아주고 버텨주는 산만큼 든든한 게 없다.
집 앞에 흐르는 맑은 개울을 들여다본다.
그저 묵묵히 흐르는 개울만큼
작은 소리로 속삭여주는 좋은 벗은 없다.
철마다 피고 지는 아름다운 들꽃을 본다.
들꽃만큼 삶의 덧없음을 일깨워주는 스승은 없다.
가끔 살아온 세월이 덧없고 서러울 때는
잠시 멈추고 바라본다.
푸른 하늘과 든든한 산과 맑은 개울과
아름다운 들꽃들이 항상 내 옆에서

나를 바라보고 일깨우며 벗을 되어준다.

그냥 잠시 멈추었을 뿐인데…….

보이는 것이 참 많다.

고맙다.

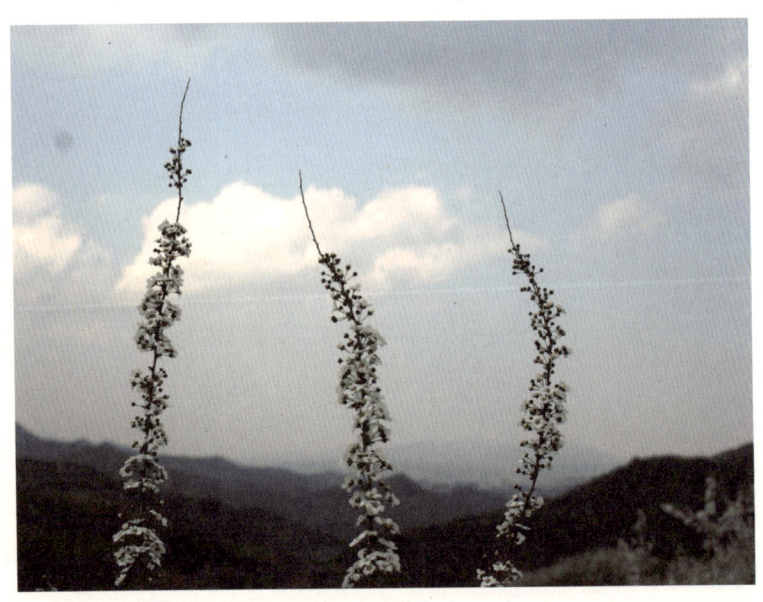

어제와 다른 오늘을

우리는 눈 뜨고 잠잘 때까지 날마다 다르게 사는 것 같아도 어제와 비슷한 삶을 산다. 물론 사건 사고가 있기도 하고, 때에 따라 예기치 못한 일이 있기도 하지만 대부분 삶이 별다르지 않고 비슷하다. 똑같은 밥상에 앉아 밥을 먹고, 비슷한 옷을 입고, 같은 곳에서 일을 하고, 잠을 자고……. 만일 내가 오늘 자연건강법으로 건강하고 행복한 삶을 누린다면 내일도 그렇게 살 것이다. 그러나 만일 그렇지 않다면 결국 내 삶은 일그러지고 걷잡을 수 없이 무너질 것이다.

자연에 뭔가 큰일이 닥칠 때는 어떤 낌새를 보여주듯이, 우리 몸도 어딘가 고장이 나면 조심하라는 신호를 보낸다. 우리가 그 신호를 무시하고 그냥 어제처럼 살게 되면 막을 수 없는 큰 재앙이 찾아온다. 그러나 조심하라는 신호를 보낼 때, 낌새를 알아채고 어제와 좀 다르게 살려고 하면 몸이 균형을 맞추고 도와주려는 태세로 바뀐다.

무엇보다 내 마음이 먼저 바뀌려 하지 않으면 몸이 먼저 배려하지 않는다는 것을 명심해야 한다. 그러니 몸과 마음의 균형을 맞추려는 의지를 스스로 드러내야만 하는 것이다. 우리는 지치고 병든 어제와 다른 오늘을 살아야 한다. 그래야만 건강한 몸과 마음으로 행복한 삶을 오래도록 누릴 수 있는 것이다.

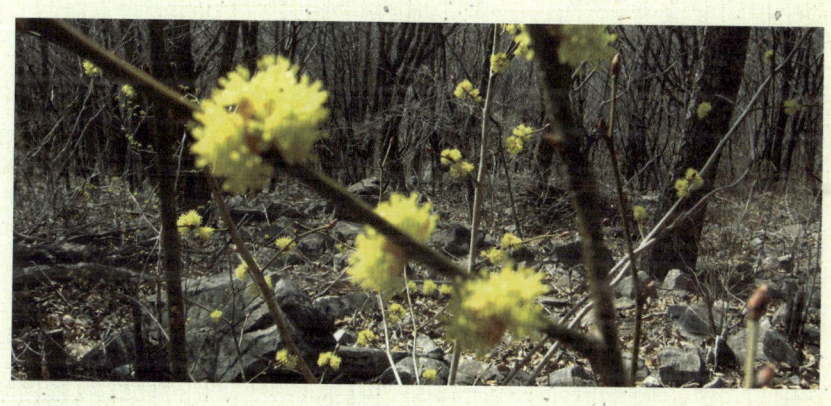

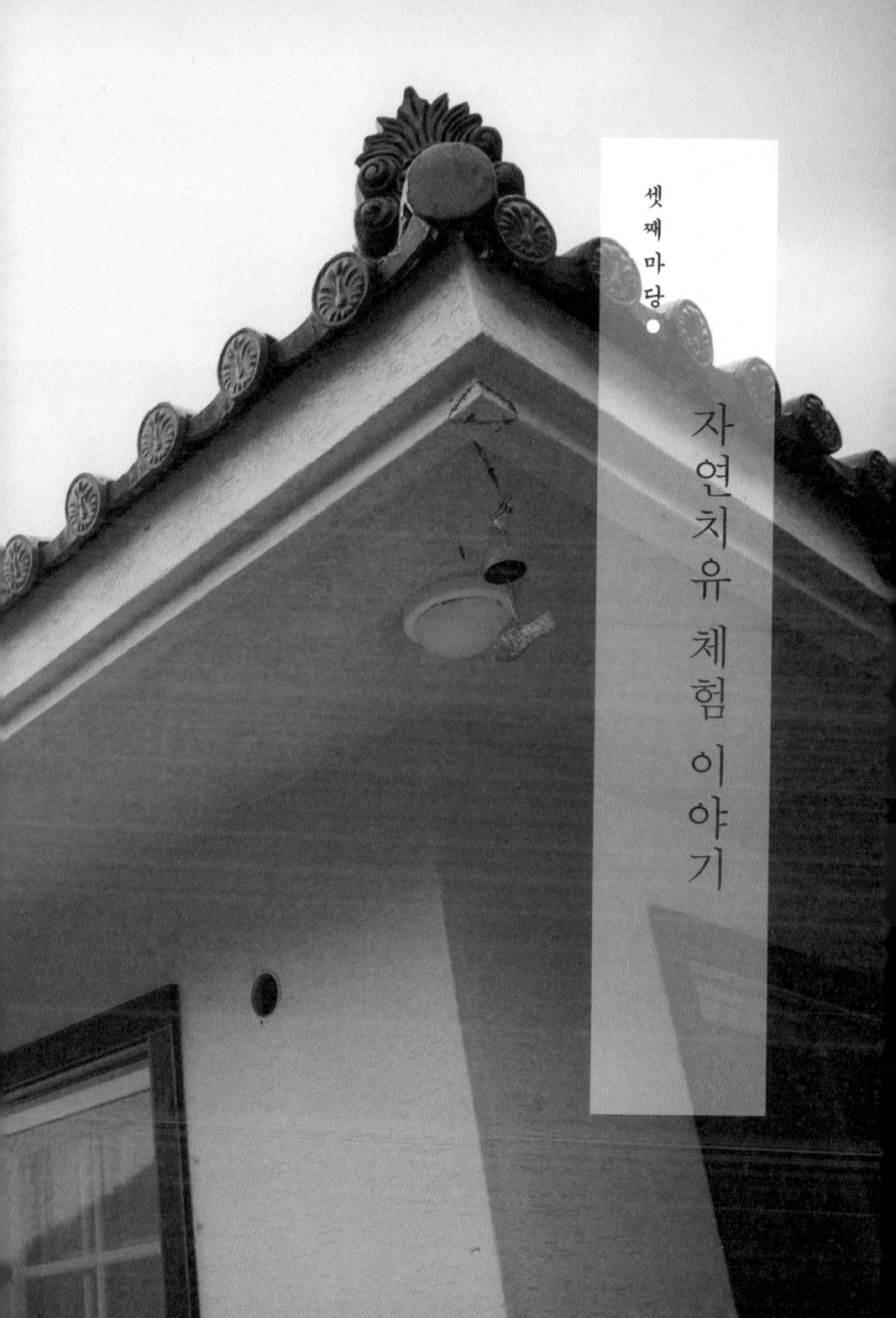

셋째마당

자연치유 체험 이야기

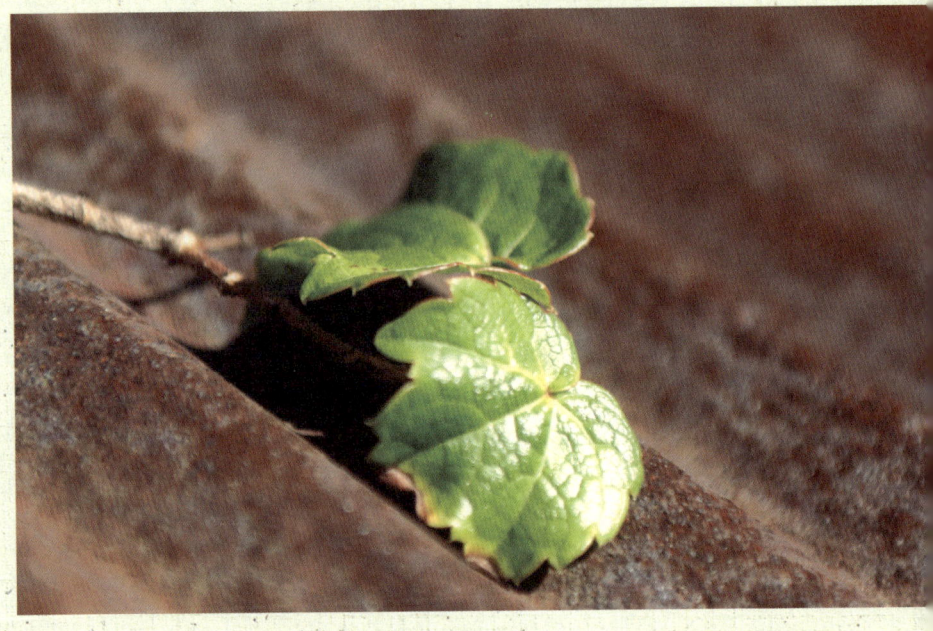

살아가다 몸에서 어떤 증상이 나타나면
무조건 병원을 찾기보다
자신의 생활을 뒤돌아보는 일이 우선 필요하다.

죽음의 문턱까지 갔다가 다시 살아났습니다

김상규(방수 · 페인트 기능사)

저는 주택 보수 및 방수 페인트 기능사입니다. 지난 30년 동안 울산에서 집수리를 하며 살았습니다. 제 몸이 병든 까닭은 일할 때 쓰는 독한 화학제품 때문이라 생각합니다. 저는 방수를 하기 위해 시멘트 가는 일을 자주 합니다. 이때는 먼지가 일어나기 때문에 바로 앞도 보이지 않습니다. 가난한 아버지들은 아내와 자식들이 편안하게 살 수만 있다면 아무리 힘든 일이라 하더라도 묵묵하게 하지 않습니까. 더구나 맹독성 물질인 방수액과 페인트에 취해서 저는 여러 번 쓰러지기도 했습니다. 가족들 걱정할까 봐 말 한마디 못하고 일을 계속하다가 끝내 몸이 견디지 못해 병이 난 것이지요. 제 주위 동료들 가운데에는 까닭도 모른 채 운명을 달리한 사람도 많습니다. 이 모두 작업 환경이 나쁜 탓이고, 스스로 건강을 지키지 못한 탓입니다. 제 몸을 생각지도 않고 마스크도 없이 일을 했으니까요.

갑자기 심장이 멈추고

저는 다른 아버지들처럼 자식들 키우면서 작은 집 한 채 마련하느라 세월 가는 줄 모르고 부지런히 일했습니다. 지난 2011년 7월 어느 날, 새벽부터 숨이 차고 눈이 흐려지기 시작하였습니다. 전에도 가끔 그런 일이 있었지만, 일이 바쁘다는 핑계로 병원 검진 한 번 받아보지 못했습니다. 오래 전부터 당뇨도 있고 혈압이 높다는 것을 알고 있었기에 크게 신경 쓰지 않고 일을 꾸준히 했습니다.

그런데 그날은 다른 날과 달리 견디기 힘들 만큼 몸이 아팠습니다. 그래서 자고 있는 아들을 깨워 병원에 같이 가보자고 했습니다. 부산 메리놀병원이 검진을 잘한다는 이야기를 듣고, 그 병원 응급실에 가서 검진을 받았습니다. 검진 결과를 보니 생각했던 것보다 병세가 심했습니다.

바로 응급실에서 수술실로 옮긴 뒤, 수술을 받고 중환자실에서 회복을 하던 중 갑자기 심장이 멈추는 일이 일어났습니다. 아침부터 기절을 했다가 다시 의식을 되찾기를 80번 이상 되풀이했습니다. 나중에 제 아내한테 들은 이야기입니다만, 담당 의사 선생이 환자 얼굴이라도 보고 싶은 사람은 병문안을 하라고 하셨답니다. 오늘을 넘기기 힘들 거라고 말입니다.

운명은 하늘에 맡기고

그날 이후, 다행히 심장이 멈추는 일은 없었으나 혈액순환이 되지 않아 온몸이 너무나도 아팠습니다. 담당 의사 선생이 말씀하시길, 심장기능이 25%밖에 안 되니 심장을 이식해야 하는데 이식 성공률이 40%도 안된다고 하셨습니다. 심장이식 수술을 하고 싶어도 환자 체력이 너무 떨어져서 수술 도중에 사망할 수 있다고 말했습니다. 그러니 수술은 체력이 회복한 다음에 그때 의논하자고 했습니다.

입원한 지 두 달째 되는 날, 병원 사정으로 말미암아 어쩔 수 없이 퇴원을 한 뒤, 다음 날 다시 입원하기로 했습니다. 문득 예전에 알고 지내던 글로리아 수녀님이 퇴원할 때 꼭 한 번 가보라는 곳이 떠올랐습니다. 그곳이 바로 박정덕 원장님이 운영하는 '양신생활원' 입니다.

저는 퇴원을 하고 집으로 가지 않고 바로 양신생활원으로 갔습니다. 그날이 2011년 9월 19일이었지요. 말이 사람이었지, 사람 몰골이 아니었습니다. 박정덕 원장님이 수녀님과 함께 온 나를 보시더니 대뜸 이렇게 말씀하셨습니다.

"수녀님, 이런 중환자를 데려오시면 어떡합니꺼? 누구 쇠고랑 채울 일 있습니꺼."

수녀님은 걱정스런 얼굴로 대답했습니다.

"원장님, 사람 하나 살려주이소. 어쩌겠습니까."

언제 심장이 멈출 줄 모르는 상황이었지요. 원장님은 조금 전과는 달리 인자한 얼굴로 단식에 대한 설명을 해주셨습니다. 단식 프로그램이 9박 10일로 짜여 있으니, 운명은 하늘에 맡기고 같이 지내보자고 했습니다.

자연과 가까워지면 병은 멀어진다

첫째 날, 원장님 지시대로 효소와 매실청(매실을 약한 불에 오랫동안 고은 진액), 란유, 오곡조청, 죽염, 비피더스, 상쾌효소를 먹으면서 스트레칭과 풍욕과 냉욕을 하며 지냈습니다. 힘이 없어 하루 내내 방에 누워 있기만 했습니다. 금방이라도 심장이 멈출 것만 같은 통증 탓에 뜬눈으로 지냈지요. 다음 날 아침, 병원에서 처방해준 일주일분 약을 한 첩 먹었습니다. 원장님은 될 수 있으면 약을 먹지 않는 것이 좋을 것 같다고 하셨습니다. 그러나 통증이 너무 심해 참기 어려우니 오늘은 한 첩 먹는 게 좋을 것 같다고 하시더군요.

둘째 날, 제 아내가 병원 약을 또 주었습니다. 저는 원장님 말씀대로 먹지 않으려 했으나, 아내가 오늘 한 번만 먹으라며 사정을 하더군요. 어찌 그 마음을 헤아리지 못하겠습니까. 환자인 나는 이미 사는 것을 포기한 상태지만, 간호하는 아내의 마음은 하루하루 바늘방석에 앉은 것 같았겠지요. 이 깊은 산골에서 심장이 멈추면 낭패일 테니까요.

셋째 날, 아침부터 갑자기 똥이 나오기 시작했습니다. 내 뱃속에 이렇게 많은 똥이 들어 있었던가 싶을 만큼 똥을 많이 누었습니다. 똥을 누고부터 기적처럼 통증이 조금씩 조금씩 사라지기 시작하더군요. 병원에 있을 때부터 늘 변비로 고생했는데, 이제야 살 것 같다는 기분이 들었습니다. 이때부터 죽을힘을 다해 냉욕과 풍욕을 열심히 했습니다. 아직 걸을 힘이 없어 산책은 하지 못하고 일광욕만 했습니다.

넷째 날, 조금씩 걷기 시작했습니다. 양신생활원 바로 뒷마당에 3미터 남짓 되는 나무 계단이 있는데, 그곳을 올라가는데도 30분이나 걸렸습니다. 어린아이들도 10초 만에 올라갈 수 있는 낮은 나무 계단인데 말입니다.

다섯째 날, 드디어 나무 계단을 5분 만에 올라갔습니다. 이날부터는 양신생활원 프로그램에 맞춰 스트레칭과 풍욕과 냉욕을 부지런히 했습니다. 엉덩이 살갗이 벗겨져 따가울 만큼 부지런히 했지요. 정말이지, 죽을힘을 다해 운동을 했습니다. 지치고 힘들 때마다 '누우면 죽고 움직이면 산다.' 라는 원장님의 신조를 혼자서 중얼거리며 참아냈습니다.

여섯째 날, 이날은 산책을 한 시간이나 했습니다. '아, 이제 정말 살았구나. 내가 죽음의 문턱까지 갔다가 정말 살아 돌아왔구나' 싶었습니다. 나도 모르게 눈물이 흘러내렸습니다. 양신생활원이 나를 다시 살게 해준 고향이 되었습니다.

일곱째 날, 일반인처럼 산책을 할 정도로 좋아졌습니다. 원장선생님이 오늘도 이렇게 말씀하셨습니다. "자연과 가까워지면 병은 멀어진다."

여덟째 날, 가슴이 많이 아팠습니다. 가만히 생각해 보니 병원에서 전기 충격기의 충격으로 말미암아 갈비뼈가 부러진 것 같았습니다. 다른 치료는 하지 않고 간단하게 복대를 한 다음, 두 달 남짓 있었더니 저절로 나았습니다.

단식 9박 10일을 마치고 나서, 원장님 지시대로 하루 한 끼 식사를 한 달 동안 했습니다. 그 뒤로 하루 두 끼를 먹었습니다. 병원에서 퇴원한 지 40일이 지났습니다. 내 병이 어떻게 되었는지 하도 궁금해서 메리놀병원 심혈관 내과에 검진을 받으러 갔습니다. 담당 의사 선생이 나를 보더니 놀라서 물었습니다.

"김상규 씨, 여태 살아 계셨네요. 벌써 돌아가신 줄 알았습니다."

담당 의사 선생이 지시하는 대로 초음파, 방사선, 혈당 등 여러 가지 검사를 했습니다. 담당 의사 선생은 결과를 쭉 보더니 너무 좋아졌다며 이렇게 말했습니다.

"김상규 씨, 어느 병원에서 치료를 했나요? 부정맥도 없고 이제 약만 먹으면 좋아질 것 같습니다."

죽었던 몸이 다시 살아나

오랜만에 참 기분이 좋았습니다. 원장님 말씀이 새록새록 떠올랐습니다. 지구를 대우주라 하고 사람을 소우주라 합니다. 대우주의 생명은 물이고, 소우주의 생명은 사람의 피입니다. 지구의 물이 오염이 되면 사람의 몸속에 흐르는 피도 깨끗하지 못하게 될 것입니다.

집 안에서 날마다 쓰고 있는 하수구가 막혔다고 할 때, 바로 뚫어주지 않으면 물이 내려가지 못할 것입니다. 물이 넘치면 온 집 안이 물난리가 나겠지요. 우리 몸도 이런 원리와 같습니다. 우리 몸에 쌓인 독소와 숙변이 잘 빠져나갈 수 있도록 하는 것이 하수구 청소와 같다고 보시면 이해하기 쉬울 것입니다. 하수구를 깨끗하게 청소하는 사람이 있는가 하면, 대충 물만 내려갈 수 있도록 하는 사람도 있습니다.

제가 보기엔 양신생활원이 하수구를 깨끗하게 청소하는 곳이라고 생각합니다. 왜냐하면 제가 만일 양신생활원에 오지 않았더라면 지금쯤 이 세상 사람이 아니었을 것이기 때문입니다.

저는 죽을 고비를 몇 번 넘기고서야 철이 조금씩 들었습니다. 누가 생산했는지, 독한 농약은 몇 번이나 쳤는지, 어떤 과정을 거쳐 여기까지 왔는지, 그걸 꼭 알아야만 건강하고 부끄럽지 않은 밥상을 차릴 수 있다는 걸 깨달았으니까요. 농약을 치지 않은 친환경농산물을 먹어야만 몸에 독소가 쌓이지 않고, 우리 몸속에 흐르는 피도 깨끗해진다는 것을 참 뒤늦게 알았습니다. 친환경농업을 실천하는 농부를 살리는 길은, 우리 모두가 정당한 값을 치르고 친환경농산물을 먹어주는 것 아니겠습니까? 그래야만 자라나는 우리 자손들이 깨끗하고 아름다운 세상에서 건강하고 행복한 삶을 누리지 않

자연치유 체험 이야기

겠습니까?

    현재, 저는 양신생활원에서 휴양 중입니다. 원장님이 늘 말씀하시는 자연식으로 건강을 회복해가고 있습니다. 여기에 온 지도 벌써 17개월이 되었습니다. 죽어가던 몸이 현재(2013년 4월)는 영축산을 두세 시간씩 오르내립니다. 산에 가서 땔감도 마련하고 도끼로 장작도 팰 만큼 몸이 좋아졌습니다. 다시 가족의 품으로 돌아갈 날을 꿈꾸며 열심히 자연요법을 실천하고 있습니다.

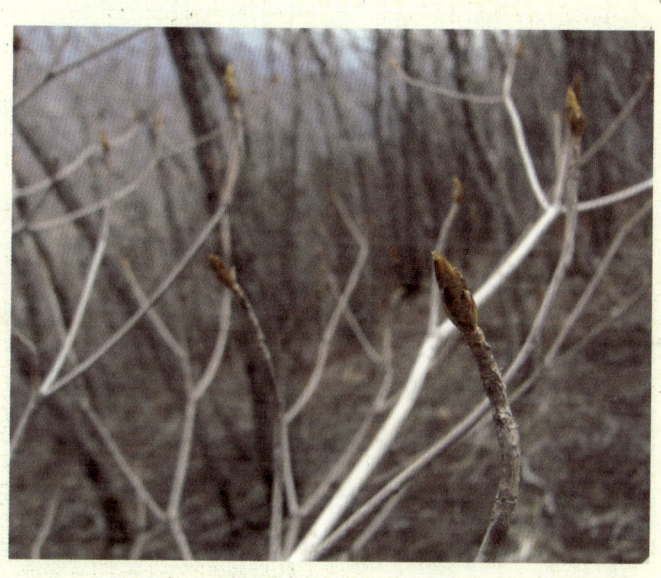

꿋꿋하게 서 있는 나무처럼
중심이 흔들리지만 않는다면
병은 온 것처럼 가기도 할 것이다.

내 몸속에
어떤 병이
자라고 있을까요

장재영 (직장인)

나는 1964년 12월 1일에 태어났습니다. 돌아보니 참 바쁘게 살았구나 싶습니다. 내 몸속에 어떤 병이 자라고 있는지조차 생각할 겨를도 없이 살던 어느 날, 만성활동성 B형 간염에서 온 간경변 진단을 받았습니다.

그래서 2000년도부터 3~4개월마다 혈액 검사와 초음파 검사를 받아오던 중, 2006년 9월 AFP(종양표지자) 검사가 정상치보다 두 배 정도 높다는 결과를 통보받았습니다. 동아대학교병원에서 CT와 초음파 검사를 한 결과, 2~3cm 정도의 간암세포가 3개나 발견되었다는 판정을 받았습니다. 이후 서울 아산병원에서도 같은 진단을 받고 간암 절제수술을 받으려 했습니다.

그러나 절제수술을 한다 해도 남은 간 역시 경화가 진행되어 있는 터라 2~3년 정도밖에 견디지 못한다며 병원에서는 간이식수술을 받기를 권했습니다. 그 후 2년 동안 3~5개월마다 색전술 시술을 받았습니다.

그 와중에 식도정맥류로 피를 토하기도 했습니다. 그 당시 나는 키 173cm에 몸무게 96kg 정도로 비만인지라, 병원에서도 체중 감량을 하지 않으면 수술이 힘들다 했습니다. 그리하여 제 여동생 소개로 양신생활원 박정덕 원장님을 찾아가 단식을 하게 되었습니다.

나는 양신생활원에서 새벽 6시에 일어나 풍욕을 시작으로 매실엑기스와 효소 단식을 하며, 아침저녁으로 가벼운 등산을 하였습니다. 등산을 한 뒤, 산에서 내려온 물로 냉수욕을 하였습니다. 자연과 더불어 생활하면서 원장님의 강의도 듣고 족욕과 된장찜질도 하면서 단식을 마쳤습니다. 모든 음식은 자연에서 나온 걸로 회복식까지 마쳤습니다. 양신원생활에서 두 달 동안 있으면서 하루하루 다르게 건강이 좋아졌습니다. 체중도 96kg에서 84kg까지 줄어 몸이 훨씬 가벼웠습니다.

양신생활원에서 어느 정도 건강을 회복한 후, 간이식수술을 받기 전까지 경남 밀양에 있는 친구 집에서 혼자 지냈습니다. 원장님께서 가르쳐주신 대로 규칙적으로 운동도 하고 맑은 공기도 마시며 자연식으로 밥상을 차려 먹었습니다.

2009년 2월 25일 간이식수술을 받고 난 후부터 지금까지 내가 건강한 몸으로 살게 된 것은 박정덕 원장님의 가르침 덕분이라 생각합니다. 수술 1년 후부턴 산악회에 가입하여, 2013년 현재까지 왕성한 활동을 하고 있습니다. 저는 오늘도 박정덕 원장님 말씀을 잊지 않으려고 합니다.

"자연과 멀어지면 병이 찾아온다."

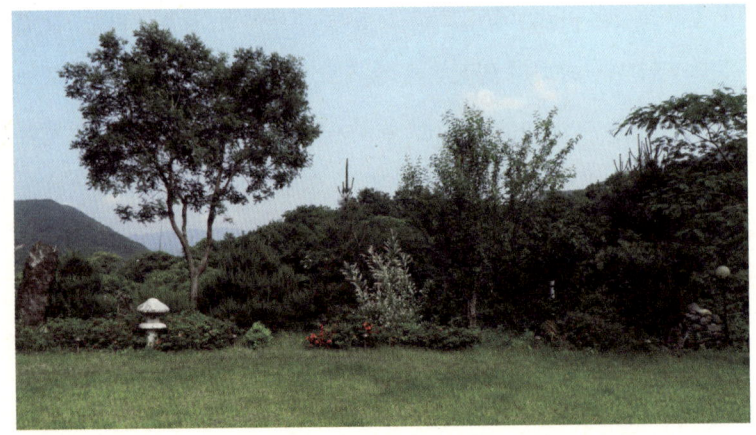

내 몸을
남한테
맡기지 말고

김진경(직장인)

1990년 무렵, 젊은 시절에 잘못된 식생활과 생활습관으로 말미암아 몸과 마음이 흐트러져 허리 디스크와 소화불량 등 갖가지 불편한 병이 나를 찾아와 괴롭혔습니다. 아무리 삶이 바쁘고 힘들지만 이렇게 살아서는 안 되겠다 싶어 고민하던 중에 문득 단식이란 말이 떠올랐습니다. 그 시절은 지금처럼 다이어트 열풍으로 말미암은 식이요법과 단식이란 말이 흔하지 않았습니다. 일반 사람들 상식으론 밥을 굶으면서 건강을 되찾는다는 이론이 쉽게 이해하기 어려운 시기였습니다.

억만금을 주고도 살 수 없는 공부

갖가지 병으로 내 몸이 지칠 대로 지쳐, 살 의욕마저 잃고 있을 때였습니다. 그때 마침 광주에서 국내에서 거의 유일하게 단식 프로그램을 진행한다는 소문을 듣고 큰 마음 먹고 참여하게 되었습니다.

태어나서 처음으로 열흘 동안이나 밥을 굶는다고 생각하니 첫날부터 두려웠습니다. 더구나 평소 내가 알고 있던 의식주 생활과 건강 상식이 교육 내용과 많은 차이가 있어 무척 혼란스러웠습니다.

그러나 교육을 받으면서 내 몸과 마음에 나도 모르게 잘못된 생활습관이 깊게 자리 잡고 있었다는 것을 깨달았습니다. '사람은 교육을 통해서 사람다워진다' 더니 뜻이 비슷한 사람들이 함께 모여 하루하루 교육을 받으면서 내 몸과 마음이 변화되고 차츰 깨끗해진다는 걸 느꼈습니다. 단식을 통해 억만금을 주고도 살 수 없는 값진 공부를 하게 되었다고 생각하니, 나 스스로 자랑스러웠습니다.

다시 과음과 과식으로 말미암아

단식을 마치고 집으로 돌아와 일상생활을 하면서 얼마 동안은 배운 대로 절제된 식생활을 잘 실천하였습니다. 그러나 시간이 지나면서 나도 모르는 사이에 다시 무절제한 생활로 되돌아갔습니다. 단식에 대한 추억과 감동은 차츰 기억 속에서 사라져갔습니다. 그렇게 세월이 흘러 부산에서 조그만 사업을 하면서, 결혼을 하게 되었습니다.

40대에 접어들면서 과음과 과식으로 말미암아 몸 여러 곳에서 몸살을 앓기 시작했습니다. 복부 비만, 허리 디스크, 호흡 곤란, 구토증, 혈변, 만성피로, 그리고 바쁘고 피곤한 일상생활에서 오는 짜증과 조급함까지…….

이것들을 그대로 내버려두면 큰 병이 될 수 있겠다는 두려움이 나를 사로잡았습니다. 다시 단식을 해야겠구나 싶어 마땅한 곳을 찾아보았습니다. 그러나 대부분 다이어트를 위한 단식 프로그램을 진행하고 있었습니다. 1990년 무렵에 이미 좋은 단식 프로그램을 통해서 단식의 본래의 뜻을 알고 있었기에 희망을 버리지 않았습니다. 그러던 중 우연히 찻집에서 신문을 보는데 '단식원'이라는 낱말이 눈에 쏙 들어왔습니다.

자연 속에 스스로 몸과 마음을

그곳이 바로 양산의 영축산 자락에 있는 양신생활원입니다. 왠지 다른 단식원과는 다를 거라는 예감이 들었습니다. 신문사에 전화를 걸어 연락처를 알아내 양신생활원에 전화를 걸었습니다. 나이가 지긋한 할머니가 언제든지 찾아와도 좋다고 하기에 큰 기대를 갖지 않고 편안한 마음으로 찾아갔습니다. '부산 근교에도 이런 곳이 있었구나!' 하는 생각이 들 만큼 아름다운 곳이었습니다. 작은 개울에는 쉬지 않고 물이 흐르고, 바로 뒷산 나무들이 내뿜는 맑은 산소는 어지러운 머리를 개운하게 씻어주었습니다. 망설이지도 않고 9박 10일 단식 프로그램을 신청하였습니다.

양신생활원에서 진행하는 단식 교육은 일반적인 단식원과는 조금 달랐습니다. 우선 정해진 틀에 맞추어서 프로그램을 진행하지 않고, 하루하루 시간을 스스로 자유롭게 쓸 수 있도록 배려해주었습니다. 사람들이 기계처럼 똑같은 시간에 일어나고, 똑같은 시간에 운동을 하고, 이런 '무례한 지시'를 하지 않아 무척 마음이 편안했습니다. 사람마다 마음밭이 다르고, 여태 살아온 습관이 다르고, 몸 상태도 다른데 똑같은 것처럼 다루는 단식원과는 달랐습니다.

스스로 자기 마음을 들여다볼 수 있도록, 고향집 어머니처럼 다정스럽게 말씀해주시는 박정덕 원장님의 강의를 틈틈이 들으면서 많은 걸 생각하게 되었습니다. 원장님은 특히 단식의 참뜻과 인체의 신비와 자연 질서에 대해 자세하게 말씀해주셨습니다. 그리고 자연에 순응하면서 살아갈 수 있는 좋은 방법들을 가르쳐주었습니다.

또한 다른 단식원에서 하는 냉온욕과 관장 따위를 억지로 하지 않고, 물과 죽염과 매실청을 물에 타서 먹게 했습니다. 그리고 날마다 스스로 시간을 정해서 산책을 하고, 찬물로 목욕을 하고, 될 수 있는 대로 맨발로 걷고, 틈틈이 풍욕을 하고……. 자연 속에 스스로 몸과 마음을 맡길 수 있도록 늘 곁에서 도와주었습니다.

마음이 치유되면 몸은 저절로

원장님도 20년 전에 단식 지도를 처음 했을 때는, 여러 가지 요법을 병행하며 했다고 합니다. 그러나 오랜 경험을 통해 여러 가지 요법이 사람의 몸과 마음을 피곤하게 하고 불편하게 한다는 걸 알았답니다. 그래서 하나씩 둘씩 필요 없다 싶은 요법을 빼고 보니, 단식 과정이 간단해지고 단순해지게 되었답니다. 그것이 오히려 병든 몸과 마음을 낫게 하는 데 도움이 되고, 회복도 훨씬 빠르다는 것을 알았답니다.

단순할수록 자연의 이치에 가까워진다는 진리를 스스로 깨우친 박정덕 원장님을 만나고부터 사람이 자연의 질서에 순응하며 살아야만 건강한 삶을 살 수 있다는 걸 알았습니다. 무엇보다 내 몸을 내가 잘 알지도 못한 채 함부로 대했던 어리석은 지난날을 되돌아보게 되었습니다. 마음이 치유되면 몸은 저절로 치유된다는 단순한 진리를 왜 여태 모르고 살았는지…….

10일 동안의 교육을 마치고 집으로 돌아갔습니다. 식생활이 우리 몸에 가장 큰 영향을 미친다는 것을 알았기에, 가능한 현미잡곡밥과 채식으로 밥상을 차리려고 애쓰고 있습니다. 피부가 숨을 잘 쉴 수 있도록 옷도 될 수 있는 대로 얇게 입고, 추위에 잘 적응할 수 있도록 집안 온도를 낮추었습니다. 그랬더니 아이들도 피부에 윤기가 흐르고 단단해 보였습니다. 더구나 난방비용까지 줄어들었으니, 도랑 치고 가재까지 잡게 된 것입니다.

이제는 내 몸이 병들었는지 아니면 건강한지를 알기 위해서는 피부 빛깔을 보면 쉽게 알 수 있습니다. 피부가 맑고 탄탄하면 몸이 건강한 것이고, 피부가 지쳐 보이고 빛깔이 흐릿하면 몸이 지치거나 병든 것이라 생각하면 딱 맞습니다.

단식의 올바른 뜻을 가슴에 새기고

집으로 돌아와서 절제된 생활을 통해 병든 내 몸이 많이 회복되고 있다는 걸 느낄 때쯤, 박정덕 원장님한테서 전화가 왔습니다. 장기단식을 한번 해보지 않겠느냐고. 욕심이 생겼습니다. 이제는 올바른 단식 방법을 알고 있기 때문에 장기단식을 해도 크게 무리가 없겠다는 생각이 들었습니다. 그래서 2007년 10월 무렵, 평소에 잘 알고 지내던 문경에 있는 가톨릭 복지관에 한 달 남짓 머물게 되었습니다. 그곳에서 양신생활원에서 배운 대로 혼자서 프로그램을 짜서, 20일 단식을 시작했습니다.

그동안 10일 단식 경험이 있어 두려움은 없었습니다. 다만 주위 사람들의 호기심 어린 눈길을 피하느라 조금 피곤하긴 했습니다. 10일 단식을 세 번이나 해보았기에 스스로 내 몸의 반응을 잘 알 수 있었습니다. 그러나 20일 단식은 분명히 달랐습니다.

10일 단식을 하면 보통 사나흘은 음식을 먹고 싶은 욕구가 커지다가 차츰 줄어들면서 끝날 때쯤이면 회복식을 하면서 큰 행복감을 느끼게 됩니다. 그러나 20일 단식을 하면서는 내 몸을 내가 잘 알지 못해 약간 두려웠습니다. 10일이 넘어가면서 똥을 누는데 똥 속에 콜타르 종류(숙변)의 형태가 나타나고, 입안에 설태가 생기고, 온몸에 심하게 냄새가 나기 시작했습니다.

날마다 산책을 하며 맑은 산소를 마시고, 풍욕을 했습니다. 그래도 힘이 나지 않았습니다. 14일째 되던 날은 몸에 힘이 빠져 늘 하던 산책조차 힘들었습니다. 그래서 주변을 천천히 걸으며 기도와 묵상을 하며 시간을 보냈습니다.

신기하게도 힘은 빠졌으나 먹고 싶다는 생각은 들지 않고, 마음은 오히려 고요해졌습니다. 그것은 몸과 마음이란 무언가를 채울 때 보다 비울 때가 훨씬 편안하고 자유로워진다는 뜻이었습니다. 이것이 바로 인체의 신비구나 싶었습니다.

20일 단식을 끝내고 회복식까지 마무리하면서 크게 느낀 것이 있습니다. 단식이야말로 사람의 병든 몸과 마음을 회복시켜주는 가장 좋은 방법이라는 걸 말입니다. 누구나 단식의 올바른 뜻을 가슴에 새기고, 올바른 방법대로 실천을 한다면 큰 비용을 들이지 않고 건강한 삶을 누릴 수 있음을 온몸으로 깨달았습니다.

질병으로 고통받는 분들에게

지금 이 순간에도 숱한 방송과 신문을 통해 '이게 좋으니 이걸 먹어라, 저게 좋으니 저걸 먹어라' 떠들어대며 우리를 유혹하는 것들이 있습니다. 다시 말하자면, 믿을 수도 없는 온갖 건강식품이 사람들을 혼란스럽게 하고 병들게 합니다. 사람 몸은 얼마나 많은 음식을 먹느냐보다는, 먹은 음식을 내 몸이 얼마나 잘 받아들이느냐가 훨씬 더 중요합니다. 그러니 누가 몸에 좋은 음식이라 하여 함부로 먹으면 건강을 잃을 수가 있습니다.

지난날, 내 몸이 아팠을 때는 온갖 보양식과 유명하다는 사람을 찾아다니며 처방을 받았습니다. 그러나 지금 생각해보니 잠시 좋아졌다가 다시 나빠지는 경우가 더 많았습니다. 때론 더 몸이 상하여 죽을 고비도 몇 번이나 넘겼습니다.

사람은 자연에서 태어났으니 자연에 순응하며 단순한 삶을 살아야 합니다. 그래야만 병든 몸과 마음이 나을 수 있습니다. 올바른 생각과 삶 속에서 단식을 한다면 이보다 더 좋은 치유 방법이 어디 있겠습니까?

사람한테 오는 모든 병의 원인은 외부의 자극을 제외하면, 모두 다 마음에서 온다고 합니다. 마음이 다치게 되면 몸은 잘못된 생활 습관으로 빠져들게 된다는 것이지요. 결국은 돌이킬 수 없는 커다란 질병으로 나타나게 됩니다. 그것을 회복하기 위해서는 몸과 마음을 함께 치유할 수 있는 방법을 찾아야 합니다. 결국 내가 선택한 것은 단식이었습니다. 단식을 통해 나는 병든 몸과 마음을 치유하여 오늘도 건강한 몸으로 살아가고 있습니다.

지금 이 순간에도 질병으로 고통받는 사람들이 많습니다. 질병을 치유하기 위해 드는 비용과 노력은 끝이 없습니다. 내 몸에 불편하고 고통스러운 병이 찾아오면, 내 몸을 남한테 맡기지 말고 스스로 길을 찾아 나서야 합니다.

보잘것없는 경험으로 쓴 이 글이 병으로 고통받고 있는 많은 분들에게 작은 길잡이가 될 수 있다면 더 바랄 게 없습니다. 부디 모든 사람이 건강한 삶을 누리게 되기를 진심으로 바라며 이 글을 마칩니다.

식물은 햇볕과 물과 공기만으로 생장한다.
때가 되면 열매가 익어 땅에 떨어진다.

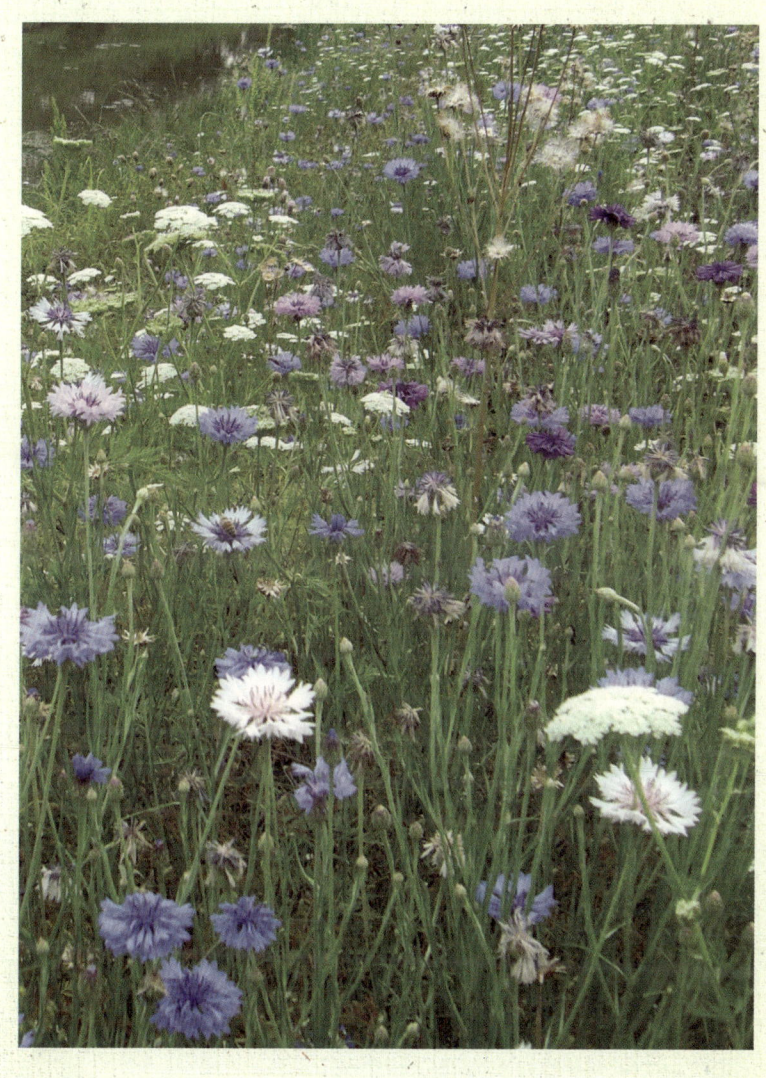

나만의 건강법, 단식
-1박 2일 체험기

박종호(신문기자)

단식은 종교·수행·의료의 목적으로 일정 기간 동안 모든 음식 섭취를 끊는 일이다. 금식기도를 드리는 기독교를 비롯해 '라마단'을 지키는 이슬람교, 힌두교, 브라만교가 수행법으로 단식을 해왔다. 석가모니도 "오체(五體)의 어딘가가 아프거든 먼저 식음을 끊으라"고 단식법을 권했다. 예전에는 못 먹어서 병이 났지만 지금은 너무 많이 먹어 병이 난다. 단식이 어떻게 좋고, 어떤 사람들이 하는지 궁금했다. 그래서 직접 단식을 해보기로 했다.

단식 첫날, 뭔가 허전하다

지난 28일 집에서 아침 점심을 굶고 오후가 되어 경남 양산시 내석리 양신생활원으로 차를 몰았다. 장맛비가 억수같이 내린다. 친구로부터 전화가 걸려와 빈대떡에 막걸리 한 잔 하러 가자고 한다. 단식 체험하러 간다고 했더니 "인생 재미있게 산다"며 전화를 끊는다. 휴, 좋다는 주말에 난 지금 무얼 하는 걸까? 지난 내 생활을 돌아보았다. 금방 살이 찌는 체질이어서 조심하지만 술을 끊을 수는 없었다. 지난주에 이어 이번 주에도 연이어 술자리를 가졌다. 그 결과 몸무게 73㎏로 얼마 전 비만 판정을 받았다. 아무리 열심히 운동을 해도 몸무게가 줄지 않았다. 이번 기회에 살이 빠지면 좋지 뭐…….

양신생활원에 들어서니 하루 먼저 들어온 분이 자신을 소개하며 인사를 건넨다. 그분은 열흘간의 단식에 들어가 있었다. 이곳의 단식 정규 프로그램 일정은 9박 10일.

잠시 뒤에 외출했던 박정덕 원장이 나타났다. 박 원장은 자신에 대한 이야기를 들려주었다. 그는 난소 근종, 허리 디스크, 뇌졸중 등 그야말로 다채로운 병력을 지녔다. 병원에 대한 불신이 강해 그때마다 병원 치료를 거부하고 나왔다. 좋다는 약을 다 써도 효과를 보지 못하다가 단식과 생채식을 통한 체질 개선으로 정상적인 생활을 할 수 있게 되었다고 한다. 아들 둘이 각각 큰 교통사고를 당해 병원에 누웠을 때도 강제로 퇴원시켜 단식요법으로 회복시킨 지독한 어머니이다. 그래서 남들한테는 계모라는 의심도 받았단다.

"난 아픈 데도 없고, 내일 나가면 되니까……."

이 열흘간의 단식 프로그램에 60만 원이 든다. "밥도 안 주면서……"라고 이야기할까 말까 하다, 결국 못했다. 자꾸 물이 당긴다. 열흘간의 단식기간 중 첫날, 둘째 날이 가장 힘들다는 사람도, 넷째 날이 고비라는 사람도 있다. 물을 많이 먹어서 그런지 배는 고프지 않은데 뭔가 허전하다. 심심하다고 할까? 시간도 남는다. 맥주가 눈앞에서 아른거린다. 꿀깍!

둘째 날, 덜컥 3kg이 빠지다

29일. 새벽같이 잠이 깼다. 배가 고파서가 아니라 잠자리가 불편해서 그랬다. 오동나무 판 위에 오동나무 반쪽의 베개를 베고 잤다. 그 베개가 몹시 불편했다. 차라리 책을 베고 잘 걸 그랬다. 박 원장은 침대와 부드러운 베개가 몸을 망친다고 그런다. 그래도 불편한 건 불편한 것이다.

풍욕(風浴)을 시켰다. 풍욕은 아침에 일어나 창문을 열고 옷을 벗은 다음, 자리에 누워 이불을 덮었다 들추었다 하면서 바람을 일으켜 피부를 자극하는 일이다. 화장실에 가서 거울을 보니 얼굴이 좀 맑아진 것 같다.

어제 인사한 분과 함께 생활원 산책에 나섰다. 생활원은 영축산 자락에 위치해 전망이 탁 트이고 뒤편 계곡으로는 물이 흘러 별천지 같다. 미국 LA 근처에서 건축 관련 사업을 하는 그분은 "이 집이 돈이 되겠다"고 이야기한다. 대장암 수술을 받고 몸이 허약해져 몸무게가 47kg에 불과했다. 크게 아프고 나니 어떻게 사는 게 잘 사는 건지 고민하게 되었다고 한다. 그래도 사람이 완전히 달라지기는 어려운 모양이다. 이곳에는 고혈압, 당뇨병을 비롯해 불치병 환자들이 많이 찾아온단다. 6개월간 있으면서 20일 넘게 단식한 사람이 있었다. 그 사람은 많이 회복되어 집에 갔다 오겠다며 짐을 두고 나가서 아직까지 돌아오지 않고 있었다. 육식을 좋아했던 그 사람은 몸이 아픈 것보다 고기를 못 먹는 게 더 힘이 든다고 고백했었다.

찬물에 몸을 담그니 시원하다. 몸무게를 재어보니 70kg. 이틀도 안 돼 3kg이 빠졌다. 배도 많이 들어가고 턱선도 갸름해졌다. 박 원장은 "굶는다고 하면 스트레스를 받기 쉽다. 하지만 먹는 일을 쉬면 몸은 과로에서 회복돼 자신을 배려하게 된다. 병은 자기 자신이 고쳐나가는 것이며, 병을 잘못된 생활을 반성하는 기회로 삼아야 한다"고 말했다.

돌아오는 길에, 배가 고프지 않은데도 생활원에서 얻어 가지고 나온 곡식 볶은 것에 자꾸 손이 간다. 중간에 들른 마트에는 온갖 음식과 술이 미색과 향기로 유혹을 해왔다. "습관을 바꾸지 않으면 병을 고칠 수 없다"는 말이 생각났다. 이번 단식을 계기로 습관을 고칠 수 있을까?

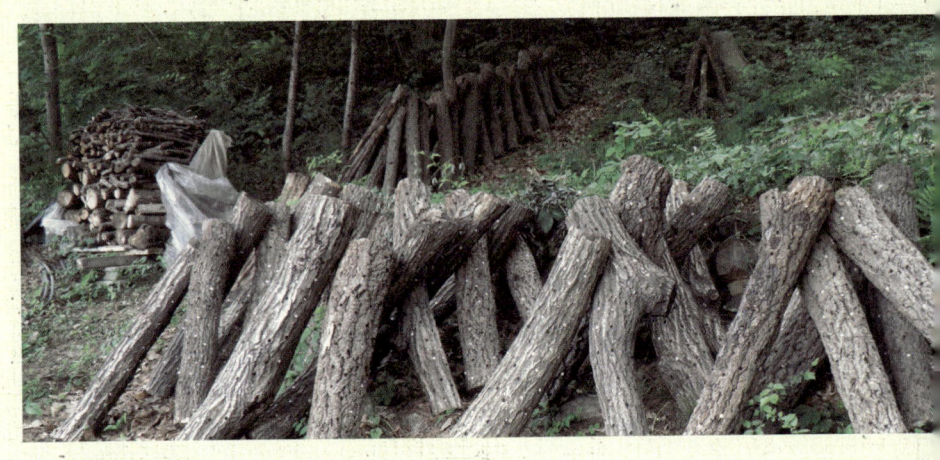

인체의 모든 신진대사는,
내가 먹고 살았던 것을 용케도 인지한다.

건강을 잃으면 모든 것을 잃는다

문성환(생협 일꾼)

저는 현재 생협에서 근무하고 있는 문성환이라고 합니다. 양신생활원 박정덕 원장님을 알게 된 건 대학교 1학년 때였습니다. 우연히 친구를 통해서 알게 되었지요. 그때는 철없는 나이라 세상 고민을 혼자 다 짊어지고 사는 사람처럼 술과 담배에 빠져 살았습니다. 더구나 불규칙적인 생활로 말미암아 아침마다 몸이 천근과 같았습니다. 날이 갈수록 온몸에 힘이 없어지고 자꾸 아파 병원에 가보았지만 차도가 없었습니다. 그때 처음으로 현대의학 말고, 여러 가지 자연요법이 있다는 것을 알게 되었습니다.

단식을 하게 된 동기

저는 과체중이었고, 또 신장이 좋지 않아 병원 약을 먹기도 하고 여러 가지 좋다는 약을 먹어보았지만 효과가 없었습니다. 온갖 좋다는 '비방'을 다 써보았는데, 정신력이 약해져서인지 나아지지 않았습니다. 그때 나는 처음으로 '건강을 잃으면 모든 것을 잃는다'는 생각을 했습니다.

우연히 친구를 통해 만나게 된 양신생활원 박정덕 원장님은 나를 보자마자 단식과 여러 가지 자연건강법에 대해 설명을 해주셨습니다. 단식은 단순히 살을 빼는 게 아니라고 했습니다. 잘못된 생활습관을 바꾸고, 허약한 체질을 건강한 체질로 바꾸는 것이라 했습니다. 그리고 단식을 마치고 집으로 돌아가서 오염된 밥상을 건강한 밥상으로 바꾸고, 자연을 가까이 하여 맑은 공기를 마셔야 한다고 했습니다. 더구나 하루 일을 마치고 잠자리에 들 때마다 '내일은 더 좋은 일이 나를 기다리고 있을 것이다' 라고 생각하라고 했습니다. 그러면 몸과 마음이 자기도 모르는 사이에 좋아진다며 용기를 심어주었습니다.

태어나서 처음으로 단식을 하면서 두렵기도 했지만, 원장님의 따뜻한 말씀이 제게 큰 위안이 되었습니다. 몸에 쓸데없이 붙어 있던 살도 9박 10일 단식 기간 동안 10kg이나 빠지고, 신장도 많이 좋아졌다는 것을 스스로 느꼈습니다. 단식을 하면서 내 몸에서 나타나는 변화를 내가 자세히 느낄 수 있다는 게 참 신기하기만 했습니다. 무엇보다 나도 모르게 스며든 나쁜 습관을 하나둘 고칠 수 있게 되어 기뻤습니다.

교통사고 후유증

　세월이 흘러 건강한 몸으로 대학을 졸업하고 직장을 다녔습니다. 1999년 즈음에 회사 업무차 외근을 하다가 교통사고를 당했습니다. 그때 하필이면 안전벨트를 하지 않아 갈비뼈를 많이 다치는 바람에 폐에 손상을 입어서, 담당 의사가 경과를 지켜보면서 수술을 해야 한다고 하였습니다.

　그때 문득 양신생활원 박정덕 원장님이 떠올랐습니다. 쇠뿔도 단김에 빼랬다고 전화를 걸었습니다. 원장님은 일단 병원에서 기본적인 치료만 하고 퇴원하라고 하셨습니다. 솔직히 전화를 하면서도 골절 부분이라 자연요법하고 딱히 상관이 있겠나 싶어서 반신반의했습니다. 담당 의사도 퇴원하는 걸 당연히 반대했습니다.

　원장님 말씀대로 병원에서 기본 치료를 끝내고 퇴원하여, 원장님이 시키는 대로 단식과 자연건강법을 실천했습니다. 신기하게도 갈비뼈 쪽 통증뿐만 아니라 교통사고로 여기저기 아픈 후유증까지 낫기 시작했습니다. 열흘쯤 뒤에는 산책을 할 수 있을 만큼 몸이 좋아졌습니다.

대상포진

　이건 좀 특이한 경험입니다. 제 나이에는 잘 안 걸리는 병이라고 합니다. 여러 가지 스트레스 탓인지 모르지만 가슴 쪽에 물집 같은 게 조금씩 생겼습니다. 처음에는 상당히 가렵더니 조금씩 번지면서 등에도 수포 같은 게 생겼습니다. 특히 겨드랑이 쪽에는 퉁퉁 부어오르면서 엄청나게 큰 물집이 생겼습니다. 그리고 시간이 흐를수록 가려운 곳이 아프기 시작했습니다. 밤에는 진통제가 없으면 잠을 못 잘 정도로 매우 아팠습니다. 그래서 병원에 가서 주사도 맞고 연고도 바르고 했지만 그때뿐이었지, 나을 기미가 보이지 않았습니다.

그때도 양신생활원 원장님이 생각나서 찾아갔더니 여러 가지 방법을 말씀해주셨습니다. 그때부터 철저히 단식과 자연건강법을 실천하였고, 침을 이용하여 죽은 피와 물집을 제거했습니다. 그랬더니 차츰 나아지기 시작하였습니다. 한 일주일 만에 다 나았습니다. 정말 신기하다는 말밖에는 드릴 게 없습니다.

눈병

정확히 언제인지 기억은 안 나지만, 전국적으로 눈병이 심하게 유행한 적이 있었습니다. 그때 저도 눈병에 걸려 아주 고통스러웠습니다. 너무 아파서 병원에 가서 약도 먹고 주사도 맞았지만 잘 낫지 않았습니다. 그때도 원장님을 찾아갔더니 죽염수를 주셨습니다. 죽염수를 눈에 넣기 시작한 지 한 이삼일 만에 눈병이 다 나았습니다. 주위 사람들이 나를 신기하게 바라보았습니다.

저는 몸에 병이 생길 때마다 병원에서 주는 약품에 의지하기보다 스스로 이겨내는 방법을 찾으려고 애씁니다. 우리 가족들도 어지간하면 병원에 가지 않습니다. 현대의학 말고도 다른 자연건강법이 있다는 걸 알고 있으니까요.

    저는 남한테 보여주는 글을 처음 써봅니다. 그래서 서툴고 부족한 데가 많겠지만 제 체험담을 통해서 많은 이들이 현대의학에만 의존하지 말고, 스스로 건강을 찾을 수 있는 방법을 찾게 되기를 바랍니다. 우리 가족의 건강 상담까지 해주시는 원장님께 이 자리를 빌려 머리 숙여 인사드립니다. 고맙습니다.

배운 대로
믿음을
갖고

박경숙(주부)

나는 대학 4학년 무렵에 자연건강법을 알게 되어, 그때부터 자연스럽게 채식을 하게 되었습니다. 채식을 하기 전엔 좀 뚱뚱한 편이었는데, 채식을 하고부터 살이 저절로 빠졌습니다. 자연건강법을 배우고 돌아와서 식당 밥을 먹지 말자고 마음먹고 채식 도시락을 싸다니기도 했습니다.

내가 싸 온 채식도시락을 보면서 관심을 가지는 친구들과 후배들이 많았습니다. 더구나 건강이 나빠져 고생하고 있는 친구와 후배들은 자연건강법에 대한 이야기를 들으며 건강에 대한 자신감을 가지기도 했습니다. 그때 채식 도시락으로 맺은 인연을 통해 아직도 의식주에 대해 같은 가치관을 공유하며 사이좋게 지내는 친구들과 후배들이 있습니다.

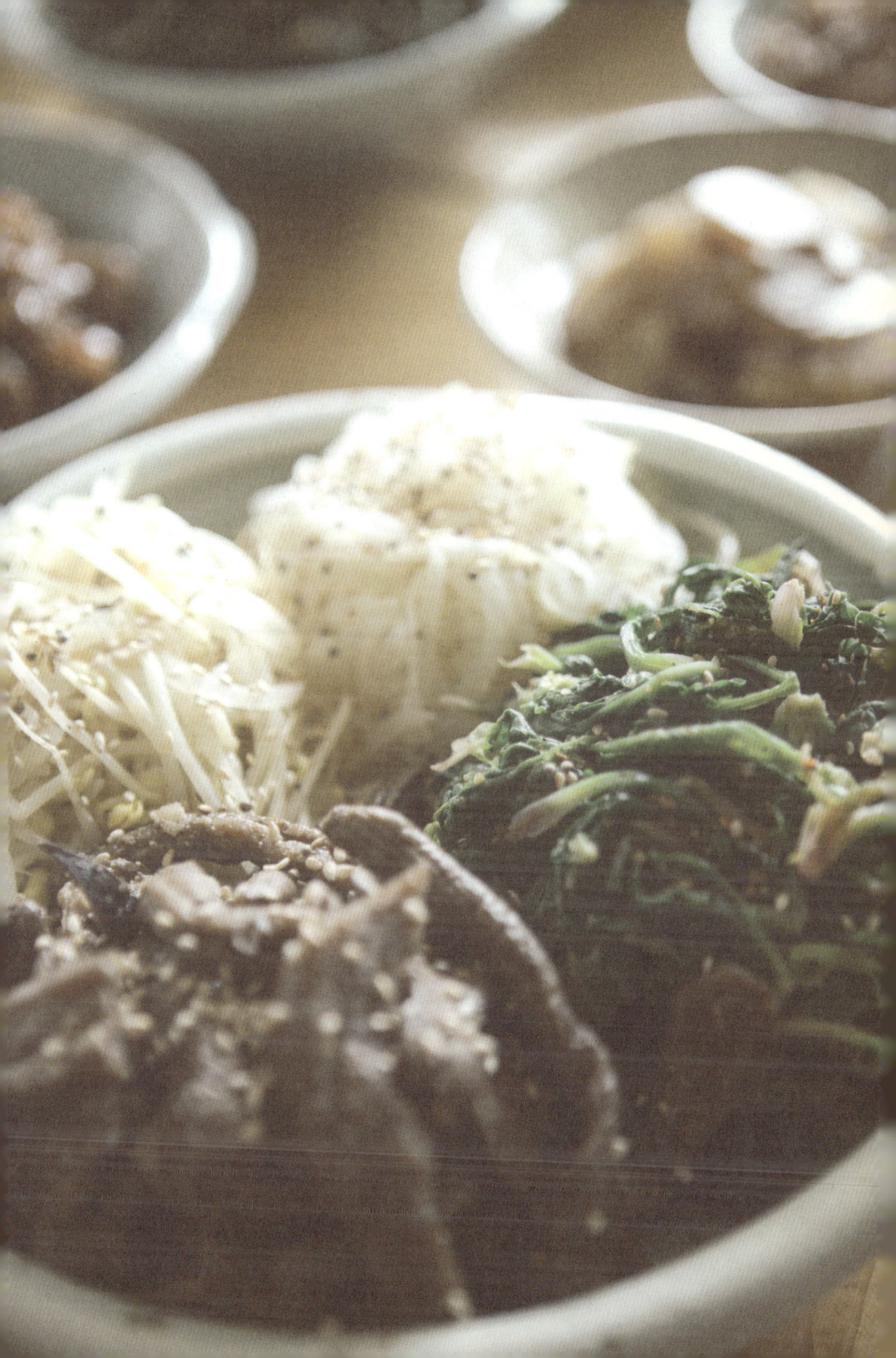

사람을 살리는 자연건강법

자연건강법을 배우고부터 몸이 아프면 병원을 가지 않고 단식을 하며 몸속에 들어 있는 독소를 없애고, 몸이 다시 회복하기를 기다렸습니다. 대학을 졸업한 뒤 유치원 교사를 하면서 아이가 다쳐 손에 피가 나는 것을 보고도 약을 발라주지 않았습니다. 다만 모세혈관 운동으로 피를 멈추게 하였습니다. 이렇게 작은 일이라도 자연건강법을 배운 대로 실천하며 보람을 느꼈습니다. 그리고 직장 생활을 하면서 단식을 10일 남짓 하여도 끄떡없다는 것을 스스로 체험했습니다. 오히려 몸이 더 가뿐해지고 몸기능이 좋아지는 것을 몸소 깨달았습니다.

이런 나를 사람들은 특별하게 볼 때가 많습니다. 내가 몸이 아파도 병원에 가지 않고 자연건강법으로 치료하는 걸 보고 감동을 받은 친구들도 차츰 늘어났습니다. 나는 양신생활원 원장님 덕으로 그저 얻은 지혜를 사람들과 나눈 것이지요.

원장님한테 배운 대로

세월이 흘러 나는 결혼할 사람을 만나 내가 가진 자연건강법에 대한 생각을 나누었습니다. 그리하여 남편 될 사람도 결혼 전에 자연건강법 교육을 받았으며, 서로 이해하고 존경하는 마음으로 결혼을 했습니다.

나는 드디어 바라고 바라던 첫 아이를 가졌습니다. 임신 중에도 나는 두려움 없이 냉온욕을 하고 매실과 죽염을 먹으며 직장 생활을 안전하게 했습니다. 그런데 유치원 교사라는 직업이 활동량이 꽤 많은 편이라, 보름 남짓 일찍 산기가 찾아왔습니다. 급히 병원에 갔더니 담당 의사는 아이의 위치가 바르지 않아 자연분만이 어렵다고 했습니다. 나는 그때부터 원장님한테 배운 대로 믿음을 갖고 자연건강법에 따라 합장합척운동을 부지런히 했습니다. 정말이지, 수천 번 했을 것입니다. 다행스럽게 아이가 제자리를 찾아서 무사히 분만할 수 있었습니다.

아이를 낳아서는 풍욕을 시키고 언제나 집 안에 맑은 공기가 들어올 수 있도록 문을 열어두었습니다. 그 아이가 자라 올해 스무 살이 되었습니다. 병치레를 하지 않고 잘 자라주어 무엇보다 고맙습니다. 물론 그동안 감기며 장염이며 몸살을 앓기도 했지만, 그때마다 자연건강법에 따라 먼저 단식을 통해 몸속에 있는 독소를 빼내고, 늘 창문을 열어 맑은 산소를 공급하면서, 회복할 때까지 몸이 스스로 균형을 잡을 수 있도록 도와주었습니다.

나는 몸에 병이 찾아오면 그것은 몸이 스스로 힘들다는 신호를 보낸다고 생각합니다. 그래서 그 증상을 불안하게 여기지 않고 오히려 큰 병을 막기 위한 '은총'으로 여깁니다. 마음이 불안하면 별것도 아닌 병조차 큰 병이 되어 고생을 하게 되거나 목숨을 잃게 되니까요.

아토피, 온 식구들을 못살게 굴던 무서운 병

그런데 둘째 아이를 가지고 시련이 다가왔습니다. 그때는 큰 애가 세 살이라 삶이 늘 바쁘고 피곤하여 자주 외식을 했습니다. 자연건강법과는 아예 반대로 살았지요. 그래서 그런지 모르지만 둘째 아이는 분만할 때 양수가 적었고, 태어나면서부터 태열이 심했습니다. 또한 기관지에 늘 가래가 차 있었고 비염과 중이염이 때때로 나타났습니다. 태열은 자라면서 현대병인 아토피로 나타나기 시작하였습니다. 그때는 아토피란 말조차 쉽게 들을 수 없는 시기였지요. 그래서 사람들은 '희귀병' 이라 했습니다. 병원에서도 그냥 규명하기 어려운 병이라 했으니까요.

아이는 밤새 한숨도 못자고 울면서 온몸을 긁어 피가 나고, 진물이 줄줄 흘렀습니다. 그때는 하도 답답하여 병원을 찾아갔습니다. 의사는 이렇게 심한 애는 처음 본다며 걱정스런 눈빛으로 스테로이드 제제가 든 연고와 약을 주었습니다. 그러나 약은 바를 때뿐이지, 날이 갈수록 아토피는 더욱 심해졌습니다.

나는 의사가 처방한 약과 연고를 모두 버렸습니다. 그때부터 다시 자연건강법을 깊이 공부했습니다. 쑥 삶은 물과 갖가지 채소 삶은 물로 끊임없이 몸을 씻기고, 밤새 손바닥으로 아이 몸을 긁어주었습니다. 그리고 깨끗한 물과 매실과 죽염 등으로 몸의 체액을 중화시키고자 하였습니다. 아이한테 2년 남짓 모유를 먹였고, 무엇보다 자연건강법이 아이의 본래 피부를 가지게 해줄 거라는 신념을 한순간도 놓지 않았습니다.

그 굳건한 믿음은 원장님한테서 얻은 것입니다. 중풍으로 두 번씩이나 쓰러져 움직이지도 못하시던 원장님이, 자연건강법으로 스스로 그 병을 이겨내고 건강을 되찾아가는 모습을 두 눈으로 보았기 때문입니다. 그래서 우리 아이도 좋아질 거라는 믿음이 생겼습니다.

나는 둘째 아이가 네 살이 되도록 세 시간 이상을 편안하게 자본 적이 없습니다. 더구나 가려움은 밤에 더 심해져 아이를 돌보느라 나는 밤에 잠을 자지 못했습니다. 이 세상에 어느 어머니가 고통으로 잠들지 못하는 아이를 두고 잠을 잘 수 있겠습니까?

온 식구들이 자연건강법을 실천하는 가운데, 둘째 아이는 하루하루 병이 나아졌습니다. 지금은 그 아이가 열여덟 살이 되었습니다. 살갗에 작은 흉터만 조금 있을 뿐, 몸과 마음이 모두 건강하게 잘 자라고 있습니다.

나는 둘째 아이를 키우면서 내가 자연건강법을 알면서도 지키지 않고 함부로 생각한 죄가 이렇게 큰 고통으로 다가오는구나 싶어 후회를 했습니다. 더구나 아이한테 어머니로서 정말 미안하고 부끄러웠습니다. 아이가 못난 어미 잘못으로 고통받는 것을 보며 정말 살이 찢어지는 아픔을 겪었습니다.

아이가 힘들 때마다 원장님이 찾아와 함께 마음 아파하셨습니다. 그리고 내가 끝까지 자연건강법을 지킬 수 있도록 도와주었습니다. 나는 둘째 아이를 키우면서 건강을 소홀하게 여기고 자연의 순리를 거스르며 살아온 잘못을 깨달았으니, 돈으로 살 수 없는 큰 공부를 한 것입니다.

고맙습니다, 원장님

아이들은 어느덧 다 자랐습니다. 이제 내가 할 수 있는 일을 찾아야겠다고 생각했는데, 원장님이 유기농 가게를 해보라고 하였습니다. 이미 오빠가 부산에서 오랫동안 유기농 가게를 했으므로 나는 어렵지 않게 동생과 유기농 가게를 열었습니다. 가족이 한 길을 가게 된 것이지요. 2004년, 그때는 유기농이 흔치 않았고 유기농이란 말조차 낯설게 느껴지던 때였지요. 그리고 사람들이 우리밀의 소중함에 대한 생각이 없던 때라, 가게를 하면서 주변에 우리밀 제품을 그냥 나누어주기도 했습니다. 사람이 자연의 일부분이라 자연을 잘 섬겨야 사람도 건강할 수 있다는 단순한 철학도 그때 깊이 깨달았습니다.

그러다 우연히 마음공부를 하게 되어, 지금은 대학원에서 심리상담과 가족 상담공부를 하고 있습니다. 이 또한 원장님의 영향이 아닐 수 없습니다. 원장님한테서 모든 생명의 소중함을 배웠으니까요. 원장님은 올해 일흔한 살입니다. 그 나이에도 나는 상상도 할 수 없는 어렵고 힘든 일을 끊임없이 실천하고 계신 원장님을 보면, 저절로 머리가 숙여집니다.

외할머니의 잔소리

이정관(대학교 1학년)

제게는 좀 특별한 외할머니가 계십니다. 어릴 때는 마냥 우리를 사랑해주시는 보통 할머니라고 느꼈습니다. 그러나 중학생이 되고부터 우리 외할머니는 다른 할머니와 좀 다르다는 생각이 들었습니다. 그래서 중학교 때, 수업 시간에 가족 중 특별한 사람을 적는 칸에 외할머니를 적었던 기억이 납니다.

외할머니는 자연의 순리에 따라 살아가는 방법을 만날 때마다 가르쳐주었습니다. 어릴 때는 잔소리쯤으로 들었습니다. 그런데 지금 생각해보니 저뿐만이 아니라 우리 식구들 모두에게 큰 영향을 주었던 것 같습니다.

저는 스무 살이 되도록 병원을 단 한 번밖에 가지 않았습니다. 손이 찢어져 병원에서 다섯 바늘 꿰맨 것 말고는 병원 치료를 받아본 적이 없습니다. 우리 가족들도 거의 병원에 가지 않았습니다.

어릴 때 어쩌다 열이 나면 입맛이 없을 때가 있습니다. 그럴 때는 어머니가 자연스럽게 이틀 정도 단식을 시켰습니다. 그리고 40

도쯤 되는 뜨거운 물에 땀이 나도록 족탕을 했습니다. 대여섯 살 때는 뜨겁다며 막 울면서 족탕을 했던 기억도 납니다. 그리고 시큼한 매실과 달걀 냄새가 조금 나는 죽염을 먹었습니다. 틈만 나면 어머니가 온몸을 주물러주었습니다. 피가 잘 돌아야 몸속에 있는 독소도 빠지고 병이 빨리 낫는다고 말입니다. 그렇게 며칠 동안 몸속에 쌓인 독소를 빼내고 나면 몸이 가뿐하게 나았습니다.

다른 친구들은 조금만 아프면 병원부터 가는데, 우리 가족들은 병원에 안 가고 단식을 합니다. 어머니는 질병의 원리가 어쩌고저쩌고 설명을 했지만, 나는 사실 좀 귀찮기도 하고 짜증도 났습니다. 하지만 단식을 하고 나면 독한 약을 먹지 않고도 내 몸이 거뜬해지는 게 신기하기만 했습니다. 열이 좀 심하게 나고 많이 아플 때는 외할머니가 오셔서 함께 자연건강법으로 돌봐주셨습니다. 심지어 눈병에 걸려 눈을 뜨기도 힘든데, 안과에는 가지 않고 죽염수를 일주일 내내 눈에 넣었던 기억이 납니다. 그때 이웃 사람들이 어머니한테 "아이가 아픈데 왜 병원을 안 데려가느냐?" 핀잔을 주기도 했습니다. 그런 말을 하도 많이 들으신 어머니와 외할머니는 끄덕도 하지 않았습니다. 스스로 병을 치유할 능력이 있다며 오히려 나를 안심시켰습니다.

제가 어릴 때나 지금이나 외할머니댁에 가면 사람들이 늘 북적거립니다. 아픈 사람도 많이 찾아오고, 단식을 마치고 건강을 되찾은 사람들도 찾아옵니다. 그래서 우리 외할머니는 심심할 틈이 없

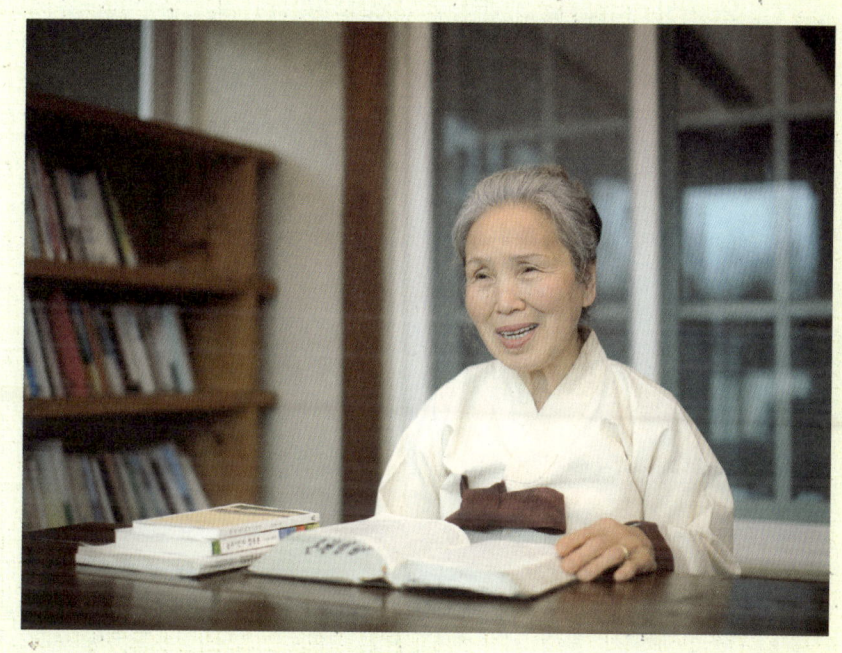

나이를 먹으면서
외할머니가 들려주신 '잔소리들'이 자꾸 생각납니다.
그 잔소리가 저와 우리 식구들을
건강하게 살아갈 수 있도록 해주셨습니다.

습니다. 항상 사람들과 함께 다정스럽게 밥을 나누어 드시고, 오순도순 말씀을 나누시는 외할머니를 보면 아주 멋있게 느껴집니다.

외할머니는 찾아오는 분들에게 늘 자연건강법에 대한 말씀을 들려주십니다. 바른 자세, 바르게 걷는 방법, 바르게 잠자는 법, 먹을거리와 깨끗한 산소의 소중함……. 지금도 저를 보시면 "우리 손자, 건강하게 잘 자랐구나!" 하시며, 또 건강하게 사는 방법을 알려 주시곤 합니다.

저는 가끔 동생이랑 방학 때가 되면 외할머니댁에 가서 며칠 동안 단식을 합니다. 외할머니는 단식하는 우리를 얼마나 좋아하는지 모릅니다. "우리 손자들 이제 다 컸네, 다 컸어. 제 몸을 제가 알아서 돌보니 참 보기 좋다." 하시며 흐뭇해하십니다.

그런데 저는 외할머니를 생각하면 조금 부끄럽습니다. 왜냐하면 마음은 훤한데 아직까지 실천을 제대로 못하기 때문입니다. 솔직히 말하자면 아직도 저는 친구랑 패스트푸드를 먹는 재미를 떨쳐내지 못하고 있습니다. 더구나 얼마 전엔 공부하느라 스트레스를 많이 받아, 밤에도 군것질을 하고 이것저것 불량식품을 생각도 없이 마구 먹는 바람에 맨날 피곤했습니다. 외할머니는 몸속에 독소가 많이 쌓인 탓이라 했습니다.

그래서 시험이 끝나고 외할머니댁에서 8일 동안 단식을 했습니다. 외할머니는 단식하는 동안 "좋은 대학에 들어가는 것이 중요한 게 아니다. 사람이 몸이 건강하면 마음도 건강해지고, 공부도 잘 될 것이다. 알겠지, 우리 손자." 하시며 용기를 주셨습니다.

저는 가끔 이런 생각을 합니다. '내가 만일 외할머니를 만나지 못했다면 어찌 되었을까?' 나이를 먹으면서 외할머니가 들려주신 '잔소리들'이 자꾸 생각납니다. 그 잔소리가 저와 우리 식구들을 건강하게 살아갈 수 있도록 해주셨습니다. 외할머니, 건강하게 오래오래 사세요.

단식은
내 인생의
동반자

김복자(예수성심전교 수녀회)

얼마 전에 영어를 가르치는 교사가 찾아와 이런저런 이야기를 나누었습니다.

"수녀님, 언젠가 수녀님이 권유한 단식을 한 번 해보아야겠어요. 지금 제 몸이 말이 아니에요. 그 단식을 하는 곳이 어디에 있는가요?"

듣던 중 반가운 소식이어서 대답이 '줄줄이 사탕' 처럼 쏟아져 나왔습니다.

"양지 바른 산속에 한해 내내 냇물이 흐르고 맑은 공기가 온몸을 감싸는 곳, 작은 옹달샘이 있고 봄이면 청개구리들이 내 노래에 맞춰 병실병실 춤추는 곳……. 단식을 하지 않고 그곳에 며칠 동안 머무르기만 해도 저절로 자연 치유가 될 것 같은 아름다운 곳, 경남 양산 영축산 기슭에 자리 잡은 양신생활원입니다."

"수녀님, 그곳에서 단식을 지도하는 분은 어떤 분이신가요?"

"파란만장한 자신의 인생 체험을 그대로 전해주는 분이지요. 그 분은 사람과 자연과 신(神)을 사랑하는 참 자유인입니다. 바쁜 삶에 지치고 병든 사람들을 자연의 섭리대로 살아갈 수 있도록 이끌어주는 분이지요. 그래서 마음도 살리고 각자의 종교심도 살려내어, 모든 사람이 건강한 몸과 마음으로 신바람 나게 살아갈 수 있도록 오늘도 변함없이 애쓰는 분이지요."

"수녀님도 그곳에서 단식을 하셨나요?"

"저는 태어나면서부터 몸이 허약하여 항상 위가 좋지 않았어요. 그래서 휴가를 이용하여 다른 수녀님과 함께 양신생활원에서 단식을 했답니다. 왜 단식을 해야 하는지, 우리가 먹고 마시는 공기와 물과 음식들이 얼마나 중요한지, 그때 박정덕 원장님께 들은 강의가 아직도 새순 돋듯이 새록새록 떠오릅니다. 말씀 하나하나가 제 건강을 스스로 돌볼 수 있도록 순간순간 일깨워주곤 하지요. 옛날 우리 조상들이 자연을 벗 삼아 살아왔던 소박한 이야기를 다시 들려주는 듯하여 고개가 절로 끄덕거려졌습니다.

더구나 단식하는 사람들과 어울려 오순도순 이야기를 나누며, 날마다 풍욕을 하고 한두 시간씩 산책을 하며 지냈던 일이 마치 엊그제 일 같아요. 9박 10일 단식을 마쳤을 때는, 단식이 아니라 마치 여행을 떠나온 것처럼 몸과 마음이 가볍고 편안했답니다."

"수녀님, 열흘 동안 밥을 먹지 않았는데 배고프지 않던가요?"

"아이고, 배가 많이 고팠지요. 그러나 저는 그렇게 죽을 고통이라고 여겨지지는 않았어요. 그런데 단식을 하면서 재미있는 일이 한 가지 있었어요. 단식을 시작한 지 삼사 일쯤 지났을 거예요. 산책을 하고 돌아왔는데 방문 앞에 떡이 한 덩어리 보였어요. '아이고, 선생님이 우리 먹으라고 언제 쑥떡을 해서 방문 앞에 두셨지!' 하면서 얼른 집었지요. 그런데 그것은 떡이 아니라 쑥떡과 비슷한 빛깔을 가진 돌덩어리였답니다. 딱딱한 돌덩어리를 어루만지면서 얼마나 허무했던지…….

정말이지, 단식을 시작한 지 며칠 동안은 밥이 그리워 먹는 것밖에는 아무것도 눈에 들어오지 않았어요. 그래도 같이 단식을 하는 동료들이 곁에 있으니, 그까짓 배고픔 따위는 얼마든지 참을 수 있었지요.

그러나 배고픔도 이삼 일만 참고 나면 신기하게도 정신이 맑아지고 힘이 더 생겼어요. 누구나 단식을 해보면 알겠지만 날이 갈수록 힘이 빠지는 것이 아니라, 몸도 마음도 가벼워지고 상쾌해지는 것을 느낄 수 있을 거예요. 단식을 하면서 처음엔 '힘이 없어서 등산을 할 수 있을까' 하고 걱정을 했는데, 단식을 하기 전보다 훨씬 더 가볍고 힘차게 등산을 했던 기억이 납니다.

"단식 후 몸이 많이 좋아졌습니까?"

"저는 항상 밥을 먹고 나면 속이 더부룩하여 기분이 언짢았는데, 단식을 마치고 나서부터 속이 가벼워지고 아주 편안했습니다. 저희 수녀원 공동체는 50명이 같은 밥상에 앉아 밥을 먹기 때문에 배운 대로 자연식을 할 수는 없었으나, 그 가르침은 온몸에 입력이 되어 있어서 내 몸을 돌보는 데 큰 몫을 해주곤 했습니다.

어느 날, 식중독인지 모르지만 급체를 하여 병원에 실려 갔습니다. 동네 병원은 손 쓸 방법이 없다고 했지만, 뒤틀리는 배를 움켜잡고 움직일 수가 없어 침대에 그대로 누워 있었지요. 그 소식을 듣고 박정덕 원장님이 병원으로 달려왔습니다. 꼼짝도 못하고 누워 있는 제게 먹인 것은 매실청이었습니다. 갑자기 막혔던 하수구가 펑 뚫리듯이 모든 것을 토해냈습니다. 그리고 편안해졌습니다. 아, 이제 살았구나! 싶었습니다. 그제야 편안하게 숨을 쉬게 되었고 다리를 뻗을 수 있었습니다. 순간적으로 일어난 일이라 의사도 간호사도 동료 수녀님도 모두 고개를 저었습니다. 약 한 알 먹지 않고 주사 한 대 맞지 않았는데 신기한 일이 일어난 것입니다. 박 원장님이 약방 감초처럼 가지고 다니시는 그 매실청을 물에 타서 먹고 난 뒤, 몸이 회복된 것입니다.

병원을 좋아하는 사람은 없겠지만 저는 더욱 좋아하지 않습니다. 아무튼 큰 병원에 가서 온갖 사진을 찍고 진찰을 하지 않고도 수녀원으로 돌아갈 수 있게 되어 참 기뻤습니다. 그때 제 마음은 박 원장님의 다리를 붙잡고 '당신은 나의 구세주'라고 몇 번이고 말하고 싶었습니다. 아직도 박 원장님의 따뜻한 손길을 잊지 않고 있습니다.

"수녀님, 저는 단식을 해도 조금씩은 먹어가면서 해야지 배고픔은 절대 못 참는답니다. 어떡하지요?"

"배고픔은 이삼 일만 참으면 누구나 극복할 수 있습니다. 더구나 단식을 마치고 나면 몸과 마음이 하늘을 날아갈 것처럼 가볍고 편안해질 것입니다. 마치 무거운 짐을 버리고 천리만리라도 달리고 싶은 자유를 느끼게 하는 게 단식이니 꼭 한번 해보시기 바랍니다."

9박 10일 동안의 단식이 제 삶을 많이 바꾸어놓았습니다. 그 가운데서도 '식탐'이 많이 사라졌습니다. 우리 집 형제는 아들 다섯에 딸이 하나입니다. 그래서 그런지 저는 어릴 적부터 먹는 데 욕심이 많았습니다. 먹는 것을 그토록 좋아했던 제가 맛있는 음식들로 차려져 있는 '뷔페상' 앞에서도 마음 하나 흔들리지 않게 되었습니다. 단식이란 이름 두 글자가 저를 바꾸어놓은 게지요.

그리고 단식 교육 수련으로 인하여, 감기, 소화불량, 두통, 신경통 등 간단한 병은 스스로 해결하게 되었습니다. 더구나 몸이 조금만 아파도 태산 같은 걱정을 했는데, 병에 대한 불안과 두려움도 많이 사라졌습니다. 단식으로 인해 인간이 자연의 순리대로 살면 몸과 마음이 모두 편안해진다는 것을 깨달은 것이지요. 인간의 몸과 자연을 지으시고 돌보시는 하느님께 더욱 신뢰심도 생기게 되었으니, 은총으로 여깁니다.

무엇보다도 몸의 비움(단식)으로 음식에 대한 해방감과 자신이 좀 더 여유롭고 자유로워진 것에 대해 큰 고마움을 느낍니다.

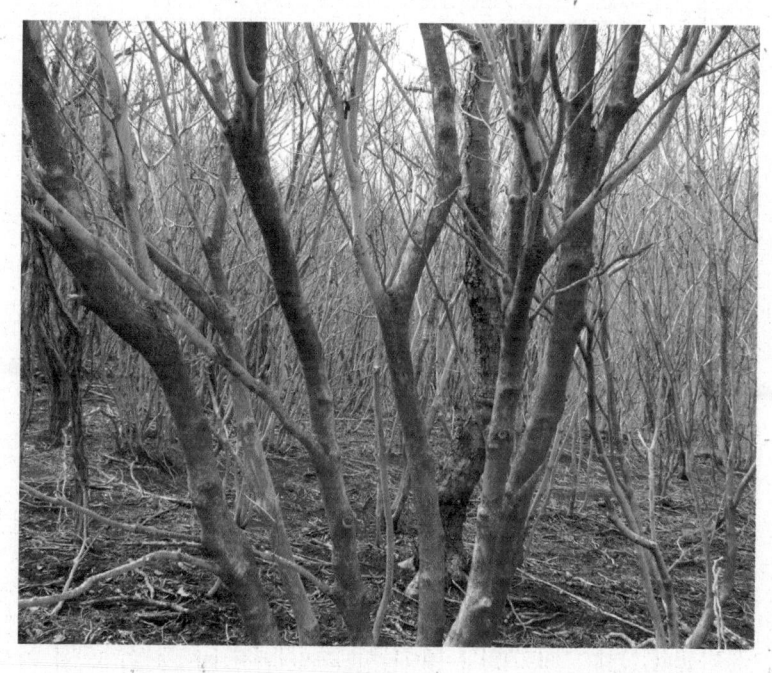

가난한 이나 부유한 이나 누구나 할 수 있는 단식은,
우리가 우리도 모르게 잃어버린 '착함'을 되찾는 데
훌륭한 도구가 되리라 생각합니다.

얼마 전에 있었던 일입니다. 제 큰 올케언니가 심장판막증 수술을 했습니다. 치료가 끝나고 퇴원하자마자 곧바로 큰오빠와 함께 단식을 하도록 권유했습니다. 수술 후 몸도 회복하지 않았는데 단식을 하라고 하니, 가족들과 친지들이 질겁하여 만류했습니다. 제가 계속 끈질기게 단식을 권유하는 바람에 두 분은 결국 10일간의 단식을 했습니다.

큰오빠는 누구의 말도 듣지 않는 독불장군이었습니다. 이런 고집스러운 큰오빠를 박 원장님은 단식 과정을 통해 따뜻하게 누그러뜨렸습니다. 지금 생각해도 참 놀라운 일이 아닐 수 없습니다. 단식으로 건강이 좋아진 올케언니는 요즘도 저를 볼 때마다 "고모가 단식을 안 하고, 자연식을 지금까지 이어오지 않았더라면 벌써 죽었을 것"이라는 말을 종종 합니다. 아무튼 저는 그곳에서 배운 것을 나름대로는 지켜온 덕분에, 흔히 중병으로 먹는 그런 약들은 지금까지는 먹지 않고 삽니다.

저는 또 한 가지 깨달은 것이 있습니다. 몇 년 전, 일본인과 한국 수녀들이 함께 모여서 일본 예수회 신부님의 지도로 관상기도를 한 적이 있었습니다. 몇 년 동안, 해마다 일본에서 한 달씩 하는 관상기도입니다. 참가자 가운데 한 대학원생 청년이 일주일간 단식을 하면서 관상기도를 하겠다고 청하여 그렇게 하도록 했습니다. 단식을 하면서 관상기도를 한 그 청년으로부터 모두 감동을 받았습니다. 그토록 맑은 얼굴빛과 웃음을 본 사람이라면 감동을 할 수밖에 없을 것입니다. 그리고 언제 봐도 공손하게 인사를 하고, 항상 타인을 먼저 생각하고 편안하게 해주기 위한 '섬김의 몸짓'이 몸에 배여 있었습니다.

밥을 많이 먹고 기도하는 사람들은 정신이 산만하여 졸기도 하고, 고요히 오래 앉아 있지 못했습니다. 그래서 지도 신부님도 기도 전에 단식의 중요성에 대하여 말씀하셨습니다. 관상기도 기간 동안 가장 잘 지켜야 하는 것이 소식(小食)과 침묵(沈默)입니다. 저는 이미 '단식' 효과를 알고 있었기 때문에 그것을 이해하는 데 큰 도움이 되었습니다. 저는 소식이 몸을 가볍게 하고, 덩달아 마음도 쉽게 비울 수 있다는 것을 단식을 통해 이미 알았지요. 그 덕인지 모르나 걱정하던 영어 강의는 들을 때마다 귀에 속속 들어와 보물처럼 마음에 머물곤 했습니다.

관상기도 기간 내내 우주가 내 안에 있고, 너와 나의 구별 없이, 모두가 하나라는 체험을 할 수가 있었습니다. 더욱이 "마음이 깨끗한 사람은 하느님을 뵐 수 있다"(마태복음 5장 8절)는 복음이 그대로 이루어지는 듯했습니다. 일본인들은 역사적으로 마음 한구석에 늘 편치 않는 존재로 남아 있었는데……. 그때부터 모두가 귀한 존재, 귀한 자연, 귀한 우주 만물로 보였습니다. 하느님은 인간과 분리된 존재가 아닌 '하나'임을 온몸으로 체험한 소중한 날들이었습니다.

사람은 누구나 착합니다. 그 착함이 마음 가운데 자리 잡고 있지요. 그 마음을 둘러싸고 있는 몸도 착하고 아름다운 것입니다. 그렇게 착한 몸과 마음을 그대로 돌려놓으려면 이 '단식'이라는 수련은 누구에게나 반드시 필요한 것이라 생각합니다. 가난한 이나 부유한 이나 누구나 할 수 있는 단식은, 우리가 우리도 모르게 잃어버린 '착함'을 되찾는 데 훌륭한 도구가 되리라 생각합니다.

인간들이 자연을 함부로 짓밟고, 먹고 마시며 버리는 바람에 지구는 오래전부터 몸살을 앓고 있습니다. 경제성장이라는 이름 아래 자살, 이혼, 교통사고, 산업재해, 우울증, 갖가지 무서운 질병들이 우리를 괴롭히고 있습니다. 이렇게 혼탁한 세상에서 행복한 삶을 누리지도 못하고 쓸쓸하게 죽어가는 사람들을 볼 때마다 마음이 쓰리고 아립니다.

결국 인간의 마음은 몸 안에 있기에 몸이 아프면 마음이 아프고, 몸이 편안하게 비워지면 마음도 비워져, 너와 나의 경계가 없어지고 모두가 하나가 됩니다. 이렇듯이 우주가 하나임을 체험케 하는 근본 바탕인 '단식 수련'을 일찍이 몸으로 알게 되어 많은 이들의 삶을 보살펴주고 계신 박정덕 원장님과 그 원장님을 길러내신 하느님께 깊은 감사를 드립니다. "참 좋았다!"(창세기 1장)고 하신 창조주의 음성이 이 땅에서도 울려 퍼질 수 있기를…….

세상에 둘도 없는 고마운 친구에게

이동경(주부)

나는 중학교 1학년 때 맹장염 수술을 받았습니다. 그리고 대학 시절에 두 번의 난소낭종 수술로 오른쪽 난소를 제거했습니다. 그 뒤, 건강에 자신이 없어 걱정이 많았습니다. 그래서 건강하게 살 수 있는 방법을 찾고 싶었습니다. 대학 졸업을 두 달 앞둔 1989년 12월, 같은 과 친구로부터 자연요법 수련을 권유받았을 때 '혹시 내가 여태 바라던 건강법이 아닐까' 하는 생각이 문득 들었습니다. 큰 마음 먹고, 만사 제쳐놓고 9박 10일 수련을 시작했습니다.

자연요법 강사들의 강의, 체험자들의 체험담, 현미오곡밥과 생식요법, 죽염과 생수의 중요성, 풍욕, 모관운동과 붕어운동, 된장찜질 등을 하면서 9박 10일 수련을 받았습니다. 내가 여태껏 가졌던 건강에 대한 의식에 커다란 변화가 일어났고, 앞으로는 스스로 내 건강을 지켜나갈 수 있을 것이라는 용기가 저절로 솟아났습니다.

수련을 마치고 집으로 돌아와 가족들과 많은 이야기를 나누었습니다. 자연요법의 이론과 생활에서 실천 가능한 점들을 주로 나누었지요. 우선 현미잡곡밥, 볶은 소금, 생수 등 식생활문화의 기본요소들부터 자연에 가까운 것들로 바꾸자고 약속하고 실천하기로 했습니다.

2년 뒤, 내가 결혼을 하면서 된장과 고추장, 김치 등의 기초식품은 손수 만들어 먹었습니다. 될 수 있는 대로 인스턴트식품 따위를 멀리하려고 애썼습니다. 딸아이 출산 전에도, 수련 때에 배운 '합장합척 운동'을 부지런히 실천한 덕분에 첫딸을 큰 탈 없이 낳았습니다.

세월이 흘러 딸아이가 세 살 즈음에, 갑작스런 자궁출혈로 병원 응급실에 갔습니다. 왼쪽 난소에 6cm 정도의 낭종이 생겨, 통증이 오면 바로 수술을 해야 한다는 진단을 받았습니다. 집으로 돌아와서 곧바로 생채식과 마고약 요법을 실행했습니다. 두 달 뒤, 다시 병원에 가서 진찰을 했더니 낭종이 흔적도 없이 사라졌다는 진단을 받았습니다.

또다시 세월이 흘러 결혼한 지 6년 만에 아들을 낳았습니다. 아들을 낳고 한 달 만에 모유가 모자라서 분유로 이유식을 시작했습니다. 분유로 이유식을 한 지 한 주가 지나자 아들은 5일 동안이나 똥을 누지 못하고 이어서 고환탈장과 배꼽탈장 증세까지 나타났습니다. 병원에서 검사를 했더니 담당 의사가 12개월이 지나면 수술을 해야 한다고 했습니다.

의사의 말을 뒤로하고, 이유식을 끊고 현미오곡죽에 조청과 죽염으로 간을 해서 먹였습니다. 그리고 냉온욕을 한 달 동안 했더니 탈장 증세가 모두 사라졌습니다. 탈장이 재발하지 않도록 유치원 때까지는 공중목욕탕에서 같이 놀면서 냉온욕을 했습니다. 그 덕인지 모르지만 15세가 지난 지금까지 탈장 증세는 보이지 않습니다.

얼마 전에는 아들 녀석이 학교에서 넘어져서 팔꿈치를 삐었는데 밤이 되자 주머니처럼 부어올랐습니다. 남편이 남미로 출장을 가는 바람에 의논할 사람이 없어 병원을 데려가야 할지 판단이 서지 않았습니다. 급할 때마다 조언을 받는 한국에 있는 친구한테 전화를 걸었습니다. 자연요법 수련을 내게 권한 그 친구는 내 얘기를 자세히 들어보더니, 병원에 갈 필요는 없을 것 같다고 했습니다. 그 대신 냉찜질과 겨자찜질을 교대로 하라고 했습니다. 몇 시간 동안 팔꿈치와 온몸에 겨자찜질을 했습니다. 팔꿈치에는 냉찜질도 했습니다. 아침에 일어나 보니 붓기가 약간 남았을 뿐, 움직이는 데는 아무런 불편함이 없다고 했습니다.

자연요법 수련을 하고부터 자연식은 생활의 중요한 부분으로 자리하고 있으며, 여러 번의 좋은 치료 결과로 아이들에게 병원치료의 고통을 덜어주기도 했습니다. 더구나 온 가족이 함께 자연요법 수련을 받기도 했습니다. 하지만 종양에 가장 **빠른** 효과를 볼 수 있는 마고약 요법의 통증을 참는 것이 쉽지 않았습니다. 현대 사회 속에서 자연요법의 실천은 정신적으로나 육체적으로나 그리 쉽지만은 않다고 느낄 즈음에 자궁암이 진행되고 있다는 의사의 진단을 다시 받게 되었습니다. 어리석은 마음이 앞선 탓으로 수술 없이 치유될 수 있다는 건강보조식품의 유혹이 찾아왔습니다. 1년 가까이 하루 대여섯 번이나 설사를 하면서도 달맞이 종자유, 칡차, 온갖 좋다는 건강보조식품 따위를 다 먹었습니다. 체중이 급속히 빠졌고 결국은 쓰러져서 병원에 실려 갔습니다. 그리고 몸을 회복하는 데는 오랜 세월이 걸렸습니다.

몸이 조금씩 회복되면서 나는 다시 양신생활원을 찾아갔습니다. 자연요법이란 무엇을 먹어야 하고, 무엇을 먹지 말아야 한다는, 이런 눈에 보이는 게 소중한 게 아니라는 걸 다시 깨달았습니다. 먼저 나도 모르게 내 마음속에 자리 잡은 쓸데없는 욕심을 내려놓아야 한다는 걸 뼈저리게 깨달은 것이지요. 건강보조식품으로 실패한 경험은, 늘 완벽한 건강을 유지하려고 헤매던 내게 커다란 교훈이 되었습니다. 그리고 욕심과 근심을 버리고 감사하는 마음이 우러나올 때만이 그 좋은 요법들도 의미가 있음을 알게 되었습니다.

돌이켜보면 모두 어제 같은 일입니다. 어린 나이에 몇 차례의 개복수술을 겪은 나에게 자연요법을 권유해준 친구 남경이한테 무어라 고마운 인사를 해야 할지 모르겠습니다. 이 친구는 내 몸과 마음을 스스로 다스리는 길을 열어주었습니다. 세상에 둘도 없는 나의 친구이자 인생의 동반자인 남경이에게 그리고 나의 스승인 양신생활원 박정덕 원장님께 이렇게나마 인사를 전합니다. 고맙습니다.

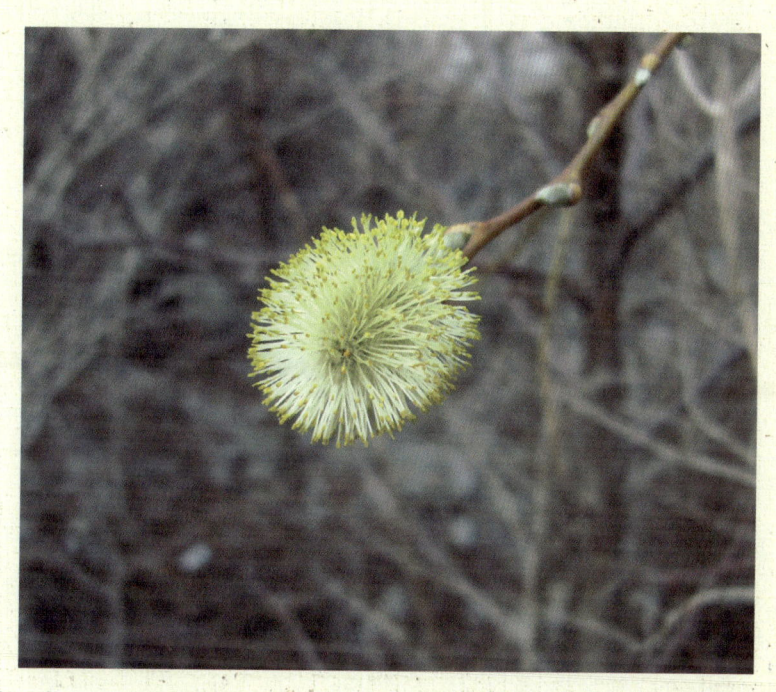

바른 생활과 습관이
머지않아 어떤 열매를 맛볼 수 있는지,
조금만 생각해보면 누구나 다 알 수 있습니다.

암에서
해방되고
싶습니다

손명희(주부)

 나는 2011년 6월, 설암 수술을 하고 2차로 임파선 절제수술을 했습니다. 3개월 후 방사선 치료를 하기로 하고 퇴원했습니다. 그런데 웬일인지 한 달쯤 지났을 무렵, 수술을 한 곳에 계속 부담이 오고 불편해지기 시작했습니다. 그래서 병원에 가서 방사선 치료를 빨리 해야겠다고 생각했습니다. 그리고 치료에 들어가기 전에 다시 한 번 방사선을 잘 받아내기로 마음을 다져 먹었습니다. 그런데 이 치료가 쉽지 않다는 걸 또 몸으로 알게 되었습니다. 열한 번의 방사선을 쬐고 나서 어쩔 수 없이 치료를 그만두게 되었습니다.

 불행 중 다행이랄까. 나를 잘 아는 형님이 자연요법을 할 생각이 없느냐고 물었습니다. 나도 그런 생각을 안 한 것은 아니었습니다. 다만 용기가 없어 망설이고 있던 상황이었지요. 형님은 내가 자연요법을 할 수 있도록 도움을 주셨습니다. 그리하여 나는 양산에 있는 양신생활원에 머물게 되었습니다. 생활원에서 박 원장님을 만나는 순간부터 이곳에 참 잘 왔다는 생각이 들었습니다.

나는 그날로 단식에 들어가면서 오래전에 받았던 항암치료(20년 전에 설암으로 몇 번의 고비를 넘기고 결국은 항암제에 몸이 상할 때로 상하고 백혈구가 떨어지면서 더 이상 치료할 수 없다 하여 퇴원)와 이번에 방사선으로 상한 몸을 자연에 맡기고 암에서 해방되고 싶었습니다.

나는 이곳에서 한 달 동안 자연요법을 실천하면서 자연이 제 몸의 모든 기능을 도와주고 있다는 걸 느낄 수 있었습니다. 안구 건조증의 고통이 없어지고, 침이 말라 말을 하기도 힘들었는데 지금은 말도 편하게 할 수 있게 되었습니다. 더욱 좋아진 것은 부정맥으로 인해 가슴이 조여오고, 이 조임이 턱까지 차올라 호흡도 잘 되지 않았는데 지금은 그 증상 또한 없어졌습니다.

한 달 동안 양신생활관에서 보낸 뒤, 집으로 와서도 최대한 박 원장님이 가르쳐주신 방법으로 생활하고 있습니다. 자연요법을 하면서부터 나는 자연이 얼마나 위대한지 깨달았습니다. 그리고 내가 자연의 순리대로 살면 암도 이겨내겠구나 하는 확신이 생겼습니다. 나는 오늘도 하느님께서 우리에게 주신 자연, 그 신비 앞에 머리 숙입니다. 박 원장님께도 정말 감사드립니다.

자연치유의
놀라움

양태숙(해오름전통예술단 대표)

누구나 그렇듯이, 나 역시 젊고 팔팔할 때는 건강이 중요하다는 것을 느끼지 못하고 공부와 예술이 삶의 전부라 생각하며 살았습니다. 병이 나면 약과 의술이 내 몸을 낫게 해줄 거라는 막연한 생각을 했지요. 그러니 내 몸을 철저히 남한테 의존하며 산 것이지요.

그러나 이십 대에 지금의 남편을 만나면서 제 인생관과 생활이 완전히 바뀌었습니다. 결혼 초, 남편이 병으로부터 자유롭지가 않아 날마다 마음 둘 데 없이 불안했습니다. 아무리 어려운 처지라도 나는 자식들과 살아야 했습니다. 그래서 어떻게든 병원에 매달려 남편의 병을 고치려고 애를 썼고, 병원 의사가 시키는 대로 했습니다. 그런데 몇 년 동안 온갖 정성으로 치료를 했으나 몸은 점점 악화되어갔습니다. 병원에서는 약이 듣지 않는다는 청천벽력 같은 선고까지 받았습니다. 그래도 자라나는 자식들을 생각해서라도 절대 포기할 수가 없었습니다.

자세하게 말씀드리자면, 남편인 정두문 씨랑 1978년 4월에 결혼을 했답니다. 결혼 첫날에 신장결석이 있다는 말을 들었지만 대수롭지 않게 생각하고 6개월 동안 병원에서 준 약을 먹었습니다. 그런데 병이 더욱 악화되어 결혼한 지 7개월 만에 수술을 했습니다. 신장 수술 후 수술 후유증으로 온갖 고생을 다 했습니다.(지금 생각해보면 의료사고가 아닌가 싶습니다.) 담당 의사가 처방한 갖은 항생제와 약물 따위에 시달리면서도 병은 낫지 않았으니…….

그때부터 병원 밖으로 눈을 돌리게 되었습니다. 여러 가지 요법을 쓰고, 약초를 구해 먹였습니다. 그때 이상구 박사의 자연법 강의를 듣기 위해 도시락을 싸 가지고 강의를 듣고 그대로 실천했습니다. 5년 동안 야채즙과 오곡밥 등 여러 가지 요법을 일러주는 대로 열심히 하였지요. 다행스럽게 몸은 더 악화되지는 않았지만, 병마를 떨치지 못하고 시름시름 세월을 보내고 있을 즈음에 학교 선배님이 양신생활원 박정덕 원장님을 만나게 해주었습니다.

박 원장님을 처음 뵙고는 새로운 희망을 갖게 되었습니다. 소우주인 사람의 몸이 자연과 하나가 되면 저절로 병든 몸이 회복된다는 것을 알았으니까요. 그리고 우리 목숨을 살려주는 먹을거리가 얼마나 중요한지도 알았지요. 더구나 맑고 깨끗한 공기와 물과 먹을거리가 우리 몸속에서 순환하고 소통되어야만 건강하게 살 수 있다는 지극히 단순하고 명쾌한 답까지 얻었습니다. 그때 이런 깨달음이 내 머리를 스쳐지나갔습니다. '잘못된 습관과 인식이 우리 몸을 망치고 있었구나!'

그 깨달음을 실천에 옮겼습니다. 남편과 12일 동안 단식을 마치고, 박 원장님이 가르쳐주신 자연건강법을 지키며 살기로 다짐했습니다. 무엇보다 아픈 고통을 떨치고 건강하고 행복한 가정을 만들어야 하기에 있는 힘을 다해 실천한 결과, 결혼한 지 25년 만에 그렇게 지긋지긋한 병마에서 떨쳐 나올 수 있었습니다. 2013년, 지금은 온 가족이 모두 건강합니다. 나는 이 축복을 나누기 위해 자연치유의 놀라움을 알리는 파수꾼 역할을 하고 있습니다.

지금처럼 건강한 몸으로 산다는 것이 얼마나 큰 축복인지 생각만 해도 마음이 설렙니다. 박정덕 원장님을 만나고부터 자기 몸의 구조와 상태를 잘 살펴서 자연과 공유하며, 자연의 순리 대로 살아가야만 건강한 삶을 누릴 수 있다는 것을 깨달았으니…….

바른 생활과 습관이 머지않아 어떤 열매를 맛볼 수 있는지, 조금만 생각해보면 누구나 다 알 수 있습니다. 참으로 단순한 진리를 모르고 살았다니, 지난날을 뒤돌아보면 부끄러울 뿐입니다. 원장님의 삶과 철학을 배우고 본받아 누구나 자유롭고 행복한 삶을 누렸으면 좋겠습니다. 나는 늘 기도하는 마음으로 우리의 음악(가야금과 소리)과 함께 살 것입니다. 원장님께서 일러주신 자연건강법을 내내 실천하면서 말입니다.

우리 가족은 모두 박 원장님 가르침에 따라 스스로 마음을 다스리며 올바른 먹을거리와 바른 생활로 자기를 지키며 잘 살고 있습니다. 지금은 온 가족(아들, 며느리, 딸, 사위)이 모두 자연건강법

(단식) 교육을 받고 건강하고 행복한 삶을 누리고 있습니다.

바르게 알고 바르게 실천할 때, 비로소 건강과 행복이 찾아온다는 것을 깨닫게 해주신 양신생활원 원장님께 다시 한 번 고마움의 인사를 올립니다.

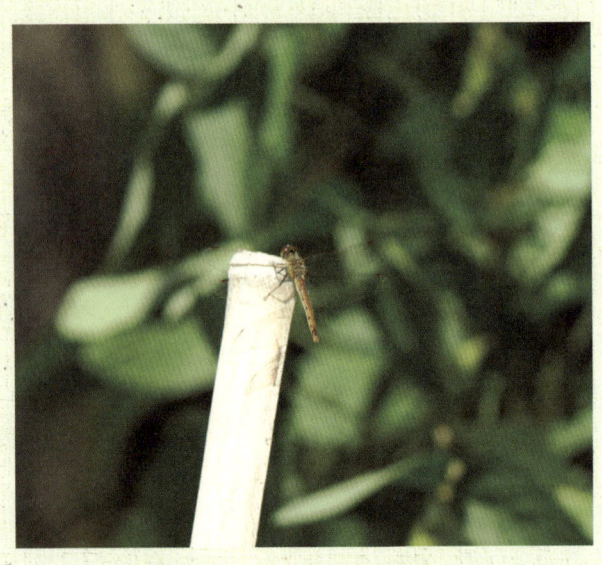

메마른 세상 속에 살다 보면
몸과 마음이 병들기는 쉬워도 낫기란 결코 쉽지 않습니다.
그러니 깊은 병이 들기 전에 스스로
자기 몸과 마음을 잘 보살펴야 하지 않겠습니까.

혼인 30주년 '단식 여행'을 마치고

서정홍 (농부 시인)

'혼인 30주년을 맞아 무엇을 할까' 혼자 생각하다가 아내와 여행을 떠나기로 했습니다. 호주에서 일하고 있는 큰아들 녀석이 "아버지, 호주에 오세요. 30주년 기념으로 제가 안내해드릴 테니 아무 걱정 마시고 오시기만 해요."라고 했지만 부드럽게 거절을 했습니다. 중늙은이들이 비행기를 타고 가는 것도 쉽지 않고, 여행 경비도 많이 들 테고, 괜스레 아들 녀석한테 피해 주는 건 아닐까 싶기도 하고, 이런저런 생각을 하다가 아내랑 손잡고 가까운 산으로 들로 강으로 손잡고 걸어 다니려고 마음먹었습니다. 가끔, 아니 억지로 시간을 내서라도 세상 걱정 내려놓고 이런 시간을 가지고 싶었습니다. 그러나 그게 말처럼 쉬운 게 아니지 않습니까.

몸과 마음을 살리는 데는 단식이 좋아

혼인 20주년 때는 태어나서 비행기 한 번 못 타 봤다는 아내를 위해, 비행기 타고 처음으로 제주도 여행을 다녀왔습니다. 그래서 30주년은 편안하고 여유롭게 걸어 다니는 여행을 하고 싶었습니다. 가까운 이웃들에게 혼인 30주년 여행을 떠난다고 하니까 몹시 부러워하는 눈빛으로 묻습니다.

"해외로 가십니까? 아니면 제주도나 동해 바다로 가십니까? 아니면? 참, 며칠 동안 다녀올 예정입니까? 다녀오실 날짜를 미리 말씀해주시면 아궁이에 불을 넣어 온돌방을 뜨끈뜨끈하게 해두겠습니다."

"큰아들이 호주에서 초청했다면서요? 촌놈들이 이럴 때가 아니면 언제 비행기를 타보겠어요. 이럴 때 큰맘 먹고 다녀오세요."

"어디로 가실 생각입니까? 어디로 가시든 편안하게 잘 다녀오시기 바랍니다. 툭 하면 못살겠다고 이혼하는 메마른 시대에, 부부로서 30년을 사셨으니 자랑스럽습니다."

이런저런 계획까지 다 세우고 이웃들한테 인사까지 다 받았는데 뜻하지 않게 일정이 바뀌었습니다. 하기야 세상 모든 일이 자기 마음먹은 대로 된다면 무슨 재미로 살겠습니까. 일정이 어떻게 바뀌었냐고요? 별거 아닙니다. 잘 알고 지내는 선배가 찾아와서 '단식여행'을 할 생각이 없느냐고 물었습니다.

"서 시인, 가까운 곳에 산 좋고 물 맑은 곳이 있으니 그곳에서 단식을 해볼 생각이 없는가? 내가 소개해줄 테니 걱정하지 말고 다녀오시게. 농부들이 쓸데없이 여기저기 돌아다녀봤자 무어 하겠는가.

만날 보는 게 산이고 들인데. 한 해 내내 바쁘게 살았으니, 지친 마음에 새 기운도 불어넣어야지. 그래야 봄맞이를 잘하지 않겠는가. 더구나 알게 모르게 우리 몸속에 자라고 있는 병도 알아내어 미리 잡아야지. 그러니 몸과 마음을 살리는 데는 단식이 좋아. 또 몸소 굶어봐야 굶주리는 사람들 마음을 티끌만큼이라도 알지 않겠는가."

마음속으로 늘 존경하던 선배가 찾아와 '부탁 삼아' 하시는 말씀을 거절하기도 쉽지 않았습니다. 선배 자신을 위해 하는 말씀이 아니라 아내와 나를 생각해서 하는 말씀이기 때문입니다. 아내와 다시 의논하여 선배가 추천해주는 경남 양산 영축산 기슭에 있는 양신생활원으로 '단식 여행'을 떠나기로 계획을 세웠습니다.

해마다 농사일이 거의 없는 겨울철이면 아내와 함께 10일 남짓 단식을 했으므로 큰 무리 없이 결정할 수 있었습니다. 콩, 팥, 수수, 녹두 따위의 쭉정이도 다 가렸고, 그동안 고마운 분들에게 보낼 농산물은 택배로 보냈으며, 한 해 동안 쓸 땔감도 마련했으니 마음 놓고 여행을 떠날 준비를 했습니다. 더구나 좋은 이웃이 가까이 있으니 아무 걱정 없이 다녀올 수 있는 게지요. 갈아입을 옷가지와 양말들을 챙겨 설레는 마음으로 양신생활원으로 갔습니다.

나는 우리나라 어디로 가든 내가 한국에서 태어난 게 큰 축복이라는 생각이 듭니다. 우리나라 산과 들과 강을 천천히 그리고 자세히 둘러보면 누구나 그런 마음이 들 것입니다. 가는 곳마다 개울물이 흐르고, 개울물이 여기저기서 만나 강이 되어 흐릅니다. 언덕배기마다 들꽃이 피고 낮고 높은 산과 산이 어우러져 있어 바라만 보아도 배가 저절로 부릅니다. 그러나 이렇게 아름다운 자연을 버리고 모두들 편하게 살겠다고, 시멘트와 아스팔트뿐인 메마른 도시로 떠났으니 어찌 몸과 마음이 병들지 않겠습니까.

더 깊은 병이 들기 전에

10일 동안 단식을 하며 머물 양신생활원에 닿자마자 박정덕 원장님이 여태 기다리고 있었다며 반갑게 맞이해주셨습니다. 나이가 예순쯤 되어 보이는 원장님은 맨얼굴(화장하지 않은 얼굴)인데 눈동자는 빛이 나고 피부는 젊은이 못지않게 건강했습니다. 그래서 실례를 무릅쓰고 나이를 여쭈어보았더니 올해 칠순이 넘었답니다. '나도 칠순이 되면 이렇게 건강한 삶을 누릴 수 있을까' 라는 생각이 문득 들었습니다.

단식원은 먼지 하나 없을 정도로 방과 거실, 화장실이 모두 깨끗했습니다. 창문을 열면 온통 액자를 걸어놓은 것처럼 나무와 풀과 산들이 아름다웠습니다. 싱그러운 바람이 살갗을 스쳐 지날 때마다 살아 있다는 게 참으로 행복하다는 생각이 절로 들었습니다.

단식원이라고 하면 일반 사람들이 생각하기로는 몸이 병든 사람들이 가는 곳인 줄 알지만, 꼭 그렇지만은 않습니다. 몸과 마음을 스스로 보살피려고 일부러 시간을 내서 가는 사람도 있고, 살이 쪄서 걷기조차 힘들어 몸무게를 줄이려고 가는 학생들도 있고, 휴가 삼아 단식을 체험하려고 가는 사람도 있고, 우울증과 같이 마음이 병들어 찾아오는 사람도 있습니다.

메마른 세상 속에 살다 보면 몸과 마음이 병들기는 쉬워도 낫기란 결코 쉽지 않습니다. 그러니 깊은 병이 들기 전에 스스로 자기 몸과 마음을 잘 보살펴야 하지 않겠습니까.

어쩌다가 죄 없는 아이들까지

나는 단식을 하면서 건강할 때 건강을 지켜야 한다는 것을 뼈저리게 느꼈습니다. 내 몸에서 나오는 땀과 똥에서 이렇게 지독한 냄새가 날 줄 몰랐습니다. 얼마나 몸에 해로운 음식을 함부로 먹고살았으면…….

단식을 마치고 회복식을 하면서 음식을 보통 때보다 서너 배쯤 천천히 씹어 먹었습니다. 음식마다 지니고 있는 특유한 맛과 냄새를 맡으니, 먹는다는 게 '거룩한' 일이란 것을 알았습니다. 아니 온몸으로 깨달았습니다. 여태 나를 살려준 음식을 그저 배를 채우기 위해 먹었다고 생각하니 부끄럽고 또 부끄러웠습니다.

아내와 나는 9박 10일 동안 이곳에 머물면서, 여러 가지 이유로 이곳을 찾아온 사람들과 이야기를 나누며 많은 것을 배웠습니다. 만날 술을 마시고 폭력을 휘두르는 아버지를 원망하며 자기도 모르는 사이에 우울증과 비만까지 몸을 덮쳐 찾아온 대학생, 갑자기 몸이 병들고 마음까지 병들어 찾아온 젊은이, 바쁜 삶에 지쳐 이래서는 얼마 살지 못하겠다는 걸 깨닫고 스스로 찾아온 직장인…….

우리 사회가 어쩌다가 죄 없는 아이들까지 병들게 하는가를 생각하니, 살아온 나날들이 무척 부끄러웠습니다. '어른들이 도대체 어떤 생각으로, 어떻게 살았기에, 아이들이 이런 고통을 받으며 살아야 한단 말인가?' 단식을 하면서 스스로 묻고 또 물었습니다.

선택은 자신의 몫입니다

단식을 마치고 다시 집으로 돌아와 이 글을 씁니다. '지금 이 순간에도 얼마나 많은 아이들이, 돈과 편리함만을 쫓아 살아가는 어리석고 못난 어른들 때문에 몸과 마음이 병들어갈까요.' 이런 생각을 하니 가슴이 아리고 먹먹합니다. 우리 목숨을 살려주는 음식조차 마음 놓고 먹을 수 없는데, 어찌 자라나는 아이들의 건강을 보살필 수 있겠습니까. 언제까지 자동차와 휴대전화 따위를 팔아서 경제성장만을 부르짖을 수 있을 것인지, 언제까지 농약과 방부제 범벅인 수입 농산물로 자라나는 우리나라 아이들의 목숨을 지켜낼 수 있을 것인지, 우리는 두 눈 부릅뜨고 지켜보아야 하지 않겠습니까? 그리고 희망을 갖고 대안을 마련하고 실천해야 하지 않겠습니까?

아직도 내 귀에는 하루하루 틈을 내어 자연건강법에 대한 말씀을 들려주시던 박정덕 원장님의 자신감 넘치는 목소리가 쟁쟁합니다. 이 목소리를 알아듣는 사람은 자연을 섬기며 건강한 몸으로 살 수 있으리라 생각합니다. 부디 칠순이 넘은 박정덕 원장님이 힘들게 단식원을 하지 않아도 되는 건강한 세상이 하루빨리 오기를 바랍니다. 그리고 많은 이들이 깊은 병이 들기 전에 스스로 병을 다스릴 수 있게 되기를 바랍니다. 내 몸은 내가 주인이라는 생각을 가슴에 지니고 누구나 건강한 몸으로 행복한 삶을 누리시기를…….

끝으로 단식을 마치고 난 뒤, 선물로 받은 귀한 책(『스스로 몸을 돌보다』윤철호 / 상추쌈 출판사)의 한 부분을 여기에 소개하고자 합니다.

"죽음을 겁내지만 않는다면, 비틀거리고 넘어질지라도 스스로 일어설 방법은 있다. '성성한 풀을 많이 먹고 땀 흘려 일하는 것' 이 바로 그것이다. 이보다 나은 건강법은 없다. '이 땅에서 죽지 않고 숨이 붙어 있는 시간을 최대한 잡아 늘이는 것' 을 지상 최대 과제로 삼는 이 의료 시스템을 벗어난다면, 자율적 삶을 포기하지 않고, 인간으로서 존엄과 품위를 지키며 몸을 돌볼 수 있다. 선택은 자신의 몫이다."

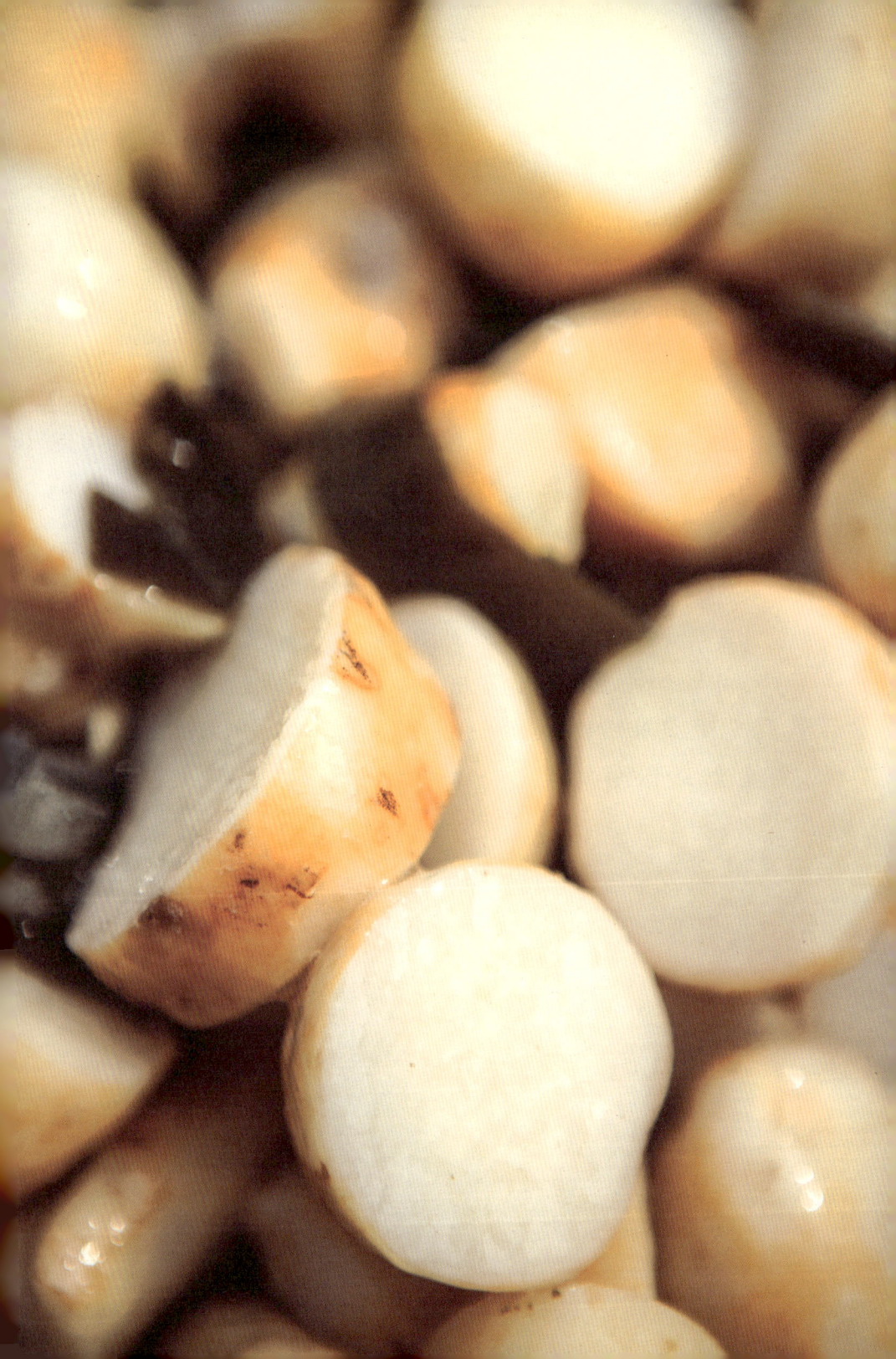

넷째마당

민간요법

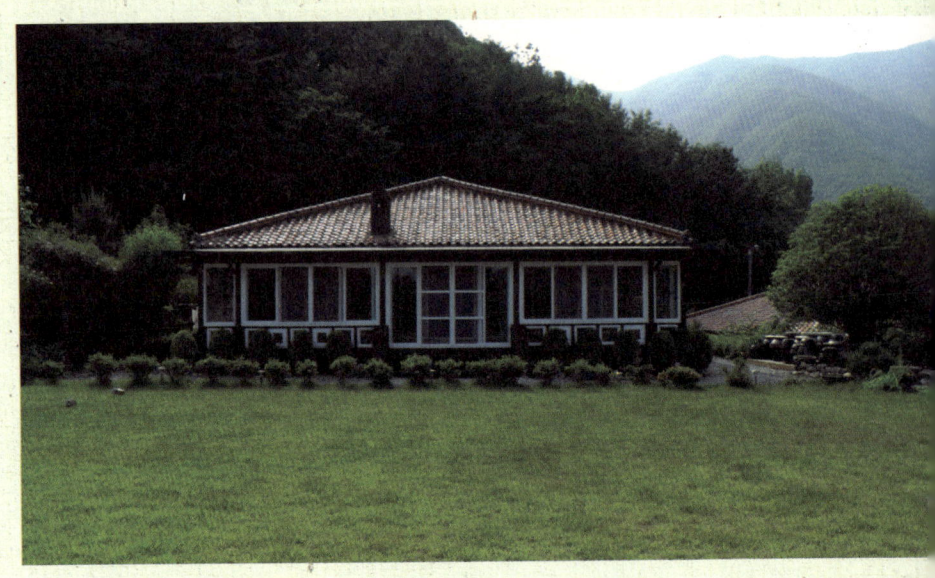

사람이 자연과 멀어지면 병이 찾아오고
자연과 가까워지면 병이 멀어지는 것,
이렇게 단순하고 평범한 진리를 뒤늦게나마 깨닫고부터
그토록 무겁던 마음이 새털처럼 가벼워졌습니다.

마고약

🌿 마고약이란

마고약 찜질요법은 예로부터 민간에서 종기나 염증, 통증 치료에 사용하던 마, 토란, 생강, 밀가루 등으로 제조하여 민간요법으로 이용하였다.

🌿 효과

마고약은 종양, 악성종양, 간염, 간경화, 관절염, 종기, 동통, 근육염증, 중이염, 충수염, 류머티스, 신경통, 관절염, 어깨의 뻐근함, 염좌 등에 효과가 있다.

🌿 만드는 방법

마 20g, 토란 20g, 우리 밀가루 40g, 볶은 소금 10g, 묵은 생강 10g의 비율로 적당량을 준비한다. 마와 토란은 껍질째, 실뿌리가 약간 그슬릴 정도로 숯불에 가볍게 구워 껍질을 벗긴다. 약간 구운 마와 토란을 강판에 갈거나 녹즙기로 간다. 준비한 우리 밀가루와 볶은 소금, 껍질을 깐 생강을 잘 혼합하여 절구통에 넣고 찧어서 짓이긴다. 잘 혼합된 마고약을 용기에 담아 보관한다. 단, 장기간 보관할 때는 냉장고에 넣는다.

🌿 사용 방법

거즈와 비닐을 환부의 크기만 하게 잘라서 준비한다. 거즈 위의 마고약을 한두 숟갈 덜어서, 그 위에 비닐을 덮고 손으로 문질러 3mm 두께로 납작하게 만든다. 거즈 쪽이 환부에 닿도록 하여 4~7시간마다 바꿔 붙인다. 마고약이 말랐을 때는 새로 갈아주어야 한다. 마르면 효과가 없다.

🌿 마고약의 특징

1) 마고약을 붙인 곳의 피부가 헐어서 가려운 것은 마나 토란이 덜 구워졌거나 피부가 약한 것으로, 잠시 마고약 붙이는 것을 중지하고 마그밀이나 죽염수를 발라주도록 한다.(마나 토란을 너무 구우면 효과가 없다.)
2) 마고약을 붙인 곳 전체가 붉게 부어오르는 것은 효과가 나타나기 시작한 것으로 중지하지 말고 계속 마고약을 붙인다.
3) 종양의 경우 흰 거품과 같은 것이 나오면서 종양이 분해되기도 한다. 종기 따위는 구멍이 나면 피가 나올 때까지 짜서 종기의 심을 빼고, 그 위에 다시 마고약 찜질을 계속한다.
4) 인후에 이상이 있는 경우에는 인후가 나쁜 쪽의 무릎에 마고약

찜질을 하면 좋다. 슬관절 약간 윗부분을 눌러서 아픈 쪽 환부에 붙이면 된다.
5) 남자는 14~15세, 여자는 월경이 시작되기 전쯤 하루 건너 3~7회 잠잘 때, 양쪽 무릎에 토란찜질을 하면 키가 커지고 20세 이후에 결핵에 걸리는 것을 예방한다.

🍃 주의사항

1) 무릎에 마고약 찜질을 하는 경우 마고약은 무릎 관절 전면과 측면에만 붙이고, 무릎 관절 뒤의 오금에 붙이면 안 된다. 양쪽 무릎 관절의 조금 위를 눌러서 아픈 쪽이 있으면 그쪽이 좋지 않다는 뜻이다. 손수건 정도의 크기로 무릎 관절의 안쪽에서 대퇴하부에 걸쳐서 감싸듯이 붙인다.
2) 마고약이 말라서 떨어지지 않으면, 생강을 갈아서 즙을 만들어 닦으면 된다.

매실

매실은 『동의보감』, 『본초강목』 등 우리나라의 대표적인 고의서에 자세히 언급되어 있을 정도로 약효가 뛰어나다. 매실의 효능은 다음과 같다.

🌿 몸속의 독을 제거해 준다

매실은 오래전부터 3독을 제거한다고 알려져왔다. 3독이란 음식물의 독, 물의 독, 핏속의 독을 일컫는다. 가공식품에 길들여진 현대인들은 알게 모르게 몸속에 독소들이 많다. 매실 속에 함유된 피크린산은 간과 신장의 기능을 활성화시켜 몸의 해독과 배설을 돕는다. 따라서 식중독, 배탈 등 음식으로 인한 질병 치료에 효과적이며 숙취와 건강 회복에도 좋다. 갖가지 비타민과 무기질은 암을 예방하고 치료하는 데 도움을 준다. 또한 매실의 유기산은 방사능을 해독하는 작용이 있다고 한다.

🌿 스트레스와 건강 회복에 좋다

음식물을 먹은 뒤 발생하는 연소 가스는 산독화 물질로 체내에 쌓이게 되면 피로가 쌓이고, 세포나 혈관을 노화시키며 알레르기를 일으키기도 한다. 알맞게 익은 매실에는 천연구연산이 많아 젖산 등의 피로물질을 탄산가스나 물로 분해하여 피로를 풀어주는 데 탁월한 효과가 있다. 더구나 해로운 균의 활동과 번식을 막아 이질이나 세균성 설사에도 효험이 있다.

체질개선에 효과적이다

우리가 즐겨 먹는 갖가지 육류와 가공식품은 대부분 산성이다. 체액이 산성화되면 피로를 쉽게 느끼고, 질병에 걸릴 확률이 높아져 만성병의 원인이 된다. 몸의 균형을 맞추고, 건강을 지키기 위해서는 알칼리성 식품을 섭취해야 한다. 매실은 신맛이 강하지만 알칼리성 식품에 속한다.

설사와 변비에 탁월한 효과가 있다

위의 기능이 원활하지 못하면 음식물을 통해 몸속에 들어온 유해균은 장까지 내려가 배탈이나 설사, 식중독을 일으킨다. 매실에는 강한 해독과 살균작용을 하는 카테킨산이 들어 있어 이질균, 장티푸스균, 대장균, 비브리오균 등의 발육을 억제하는 항균작용을 한다. 매실의 사과산은 장의 연동운동을 도와 유해균과 노폐물을 깨끗이 배출시킨다. 따라서 매실을 꾸준히 복용하면 만성설사나 변비에 효과를 볼 수 있다. 혈액순환을 원활하게 도와준다

혈액이 노폐물로 더러워지거나 혈관 벽에 찌꺼기가 쌓이면 혈액

의 흐름이 나빠져 성인병을 일으키게 된다. 매실에는 혈액을 정화하고, 혈액순환을 원활히 하는 유기산과 비타민이 풍부해 피부 미용에도 효과가 있다. 매실을 꾸준히 먹으면 혈중 콜레스테롤 수치가 높아지는 것을 예방하고, 고혈압이나 심장병, 동맥경화 따위와 같은 심혈관계의 질환을 치료하는 데 도움이 된다.신경안정과 골다공증에 효험이 있다

체액이 산성으로 기울면 인체는 그것을 중화하기 위해 칼슘을 필요로 하는데 칼슘은 구연산과 결합하면 흡수율이 높아진다고 한다. 매실은 다량의 구연산과 칼슘은 물론이고, 몸속에서 칼슘이 빠져나가는 것을 억제하는 기능까지 한다. 따라서 성장기 어린이와 임산부, 폐경기 여성들에게도 좋고, 신경안정과 골다공증에도 효험을 볼 수 있다.소화를 돕고, 해열작용을 한다

매실의 신맛은 식욕을 돋우고 소화를 촉진시킨다. 위산의 분비를 조절해 위산과다증이나 저산증에도 효과가 있다. 해열 작용과 염증을 치료하는 데에도 도움을 준다. 곪거나 다친 부위에 매실 농축액을 발라주면 화끈거림을 없애고 통증을 줄여준다.

죽염

🌿 모든 생물이 썩지 않는 것은 염성(소금기)의 힘 때문인데, 몸 안에 염성이 모자라면 여러 가지 염증을 일으키고 염증이 오래가면 암으로 변하기도 한다. 염분은 인체가 정상적으로 생명활동을 유지하고 질병에 대한 저항력을 발휘하는 데 절대적으로 필요한 성분이다. 하지만 오늘날의 식생활은 건강한 소금을 적절하게 먹어주지 못하도록 하는 데 심각한 문제가 있다.

화학소금을 많이 먹는 바람에 생겨나는 갖가지 성인병을 줄이기 위하여 현대의학에서 저염식이 권장되고 있다. 하지만 이는 더욱 심각한 체액의 불균형을 초래하고 병증을 고질적으로 심화시켜나갈 뿐이다.

자연생활요법에서는 죽염을 적절하게 먹도록 한다. 죽염은 부족한 염성을 보충해주어 세포 조직의 변질과 부패를 막고, 강력한 제독작용으로 갖가지 암독을 소멸하며, 신진대사를 원활하게 해준다. 활용법만 제대로 알고 먹는다면 각종 난치병도 호전되는 신비한 효능을 보인다.

암 환자도 죽염을 알맞게 먹는 것이 좋다. 죽염 속에 들어 있는 갖가지 미량 원소들이 신진대사를 좋게 하고 신체 내의 자연치유력을 높여준다. 죽염은 엷은 회색에 달걀노른자 맛이 약간 나는데, 처음 먹는 사람은 몹시 짜서 먹기가 불편하고 또 구토를 하는 사람도 있다. 그러나 습관이 되면 특유의 맛을 느낄 수 있게 된다.

죽염을 먹는 제일 좋은 방법은 쌀알만 한 크기로 입에 물고 침으로 녹여 천천히 삼키는 것입니다. 이렇게 먹기를 처음에는 틈나는 대로 하루 5~10회 복용하다가 차츰 양을 늘린다.

수시로 죽염을 먹는 것 말고, 모든 음식의 간을 죽염으로 맞추어 먹는 것도 좋다. 이를테면 김치, 간장, 된장, 고추장을 담글 때 소금 대신 죽염을 쓰고 국과 찌개, 반찬 등의 간을 맞추는 데 죽염을 쓰는 것이다.

옛날부터 내려온 죽염의 효능과 이용 방법은 다음과 같다. 죽염은 입에 넣으면 침이 솟아나 최고의 약제가 된다. 조상들은 벌레에 물리면 무의식중에 침을 발라왔다. 처음에 적은 양에서 차츰 양을 늘리면 항암 역할을 한다. 만성종양이 심한 사람은 양을 늘려 먹도록 한다. 죽염이 직접 통과되는 인체 장부인 식도나 위, 장계통의 치료에 아주 효과적이다. 위장 질환에(위산과다, 위산저하) 효과적이다. 수영 전후, 안약(죽염수)으로 사용하면 좋다. 세균성 혹은 원형 탈모 등에 죽염을 수시로 먹거나, 죽염수를 진하게 만들어서 해당 부위에 바른다. 산행 중에는 힘이 빠지는 경우에 먹도록 한다. 이 밖에도 죽염은 몸을 살리는 데 없어서는 안 될 보약 같은 것이다.

천일염

🌿 바닷물을 이용해서 소금을 만드는 염전에 가보면 물속에서도 소금이 엉기는 것을 볼 수 있다. 소금물은 염도가 25%만 되어도 물속에서 엉겨 소금의 결정을 이루기 때문이다.

소금은 신진대사를 증진시키는 자극제이며, 부패를 막아주는 방부제이다. 생선의 부패를 막기 위해 소금에 절여서 보관하는 것도 같은 원리이다. 바닷물 속에는 86가지의 미네랄이 들어 있다. 인간이 사는 곳이라면 사막 한가운데라도 물과 소금은 있어야 한다. 이것은 인간 생명 활동에 기본이 되기 때문이다.

미네랄이 풍부한 천일염은 체액의 항상성, 호르몬 대사, 체력과 면역력 증진에 필수이다. 소금 부족 현상이 일어나면 미네랄이 결핍되어 호르몬 대사가 이루어지지 않고 생식 능력이 없어진다. 음식 맛을 잘 모르는 미각실조증, 어지럼증, 빈혈, 손발이 저리거나 쥐가 나는 증세, 소화불량, 속쓰림, 냉체질, 정력감퇴 등이 염분 부족 현상의 징후이다.

땀을 많이 흘려 물을 마셔도 갈증이 가시지 않을 때는, 소금이나 간장을 먹으면 곧바로 해소된다. 소금의 양은 활동량에 따라 조절되는 것이지 양을 정해놓고 몸을 맞출 수는 없다. 그러나 반드시 소금은 미네랄이 풍부한 천일염을 사용해야 한다.

　동양은 채식을 주로 하는 농경사회로, 육식을 거의 하지 않았다. 우리의 신체 장기도 채식에 맞게 길다. 채소나 곡식은 분해 배설 과정에서 독이 많이 발생하지 않으므로 장이 길어도 지장이 없다. 일하면서도 땀을 많이 흘리고 온돌 생활을 하면서 땀을 또 흘리게 되어, 따로 염분을 섭취해왔던 것이다.

　이러한 가운데 우리의 식생활에 서양식이 여과 없이 들어오면서 장이 긴 우리에게 문제가 생기게 된 것이다. 육류를 많이 섭취하니 긴 장은 고기가 분해하면서 배출되는 가스로 가득 차게 되었다. 이 시점에서 염분 섭취를 줄이니 장은 연동운동을 제대로 하지 못하고 변비를 발생시킨다. 독가스는 체내를 돌며 고혈압이 되고 심장병을 일으키고 암을 낳는 것이다. 우리는 결국 육식에 소금 제한론까지 분별없이 받아들여 미국보다 더 많은 병에 시달리고 있는 것이다.

　소금의 독성을 거론하려면 천일염과 가공염의 차이부터 알아야 한다. 천일염은 각종 유기 미네랄이다. 말하자면 칼슘, 마그네슘, 망간, 칼륨, 규소, 철, 인 등을 약 10% 정도 함유함과 동시에 강한 독성 물질인 핵 비소를 가지고 있다. 소금이 우리 인간이 생존하는 데 필수 불가결한 물질임과 동시에 무서운 독 물질을 가지고 있다는 사실을 동서양인 모두는 알고 있었다. 그래서 소금의 독성을 제거하는 방법을 고심해왔다.

　서양인은 소금 속에 들어 있는 간수 등 독성 물질을 제거하는 방법을 개발했고, 작은 입자들을 분리해내어 염화나트륨을 추출해내었다. 소금이 가진 여러 가지 성분은 모두 제거하고 오로지 '짠맛'만 남게 되었다. 염화나트륨 함량이 99.9%인 가공염은 오직 짠맛만 낼 뿐 영양가나 약성은 거의 없다. 그러니 흰 소금을 먹으면 나트륨 기능만 있으니 혈압이 올라가는 것은 당연하다. '소금을 먹으면 혈압이 올라간다' 는 말은 '가공한 흰 소금을 먹으면 혈압이 올라간다' 는 말로 바뀌어야 한다.

우리 조상들은 남다른 안목으로 소금의 독을 중화시키거나 제거하여 약으로 만들어 먹었다. 우리 어머니들은 소금을 꼭 대소쿠리나 구멍 뚫린 항아리에 넣어두고 간수가 자연스럽게 빠져나가도록 했다. 소금은 그릇에 소나무 잎이나 댓잎을 깔고 장을 담글 때 숯(탄소와 불순물 흡착작용)과 소금을 메주와 함께 태양열로 증발시켜 소금의 독성인 핵 비소를 중화시키고 제독시켰다.

한편 소금을 볶아서 독성 물질인 핵 비소를 제거하기도 했다. 더구나 아홉 번 구운 죽염을 만들기도 하는 등 지혜로운 생활을 해왔다. 우리 조상들은 소금 독을 중화시킨 간장, 된장, 고추장, 김치 따위를 비롯한 볶은 소금, 죽염까지 다양한 방법을 후손에게 물려준 것이다.

부록

설문조사

> 1998년~2012년 양신생활원에서 9박 10일 단식 교육에 참여한 분들에게 받은 설문조사서에서 가려 뽑은 글이다. 단식을 두려워하는 일반인들에게 보탬이 되기를 바란다.

단식 전

🌿 자연의학이나 단식에 대해 평소 알고 있던 내용이나 관심의 정도는?

- 모르고 있었다.
- 자녀가 아토피에 걸려 관심을 갖게 되었다.
- 활원운동, 칡단식, 뼈교정 등을 해보았다.
- 공해시대 건강법, 심천사혈법, 식초건강법, 오행생식, 물 따로 밥 따로, 침뜸, 기수련 등을 해보았다.
- 그저 좋다는 것밖에 모른다.
- 강순남 씨가 쓴 『밥상이 썩었다 당신의 몸이 썩고 있다』라는 책을 읽고 관심을 갖게 되었다. 의사도 못 고치는 병을 밥장사가 고친다니? 그동안 병원 치료를 받고 있었지만, 약에 매달리지 말고 자연으로 돌아가야 한다는 생각을 하게 되었다.

- 별로 관심이 없었고 몰랐다. 채식을 했던 때는 있었다.
- 자연요법만이 병든 몸을 원래 상태로 돌릴 수 있다고 생각했다. 더구나 단식은 몸의 세포를 재생시키고, 몸의 흐름(기와 혈)을 원활하게 할 수 있다고 배웠다.
- 평소에 단식에 대해 관심이 많았고, 현재 유통되고 있는 식품 첨가물 따위와 식당에서 팔고 있는 음식물에 관심이 많았다.
- 관심은 있었지만 정확하게 아는 게 없었다.
- 현대의학의 보조수단 정도로 알고 있었다.
- 불치병들을 치료할 수 있다는 소문을 듣고 막연한 생각을 갖고 있었다.
- 책과 지인을 통하여 알게 되었다.
- 이상구 박사가 하는 교육에 10일 동안 참석했다. 사람은 누구나 자연치유력이 있고, 채식을 해야 우리 몸이 살 수 있다고 하여 이미 실천하고 있었다.
- 자연의학을 믿지 않았다.
- 텔레비전에서 독일의 대체의학과 자연요법으로 병을 치유한 사례를 보아서 잘 알고 있다.
- 가족들의 질병에 대한 대처 방안으로 자연의학이 큰 도움이 된다는 것을 알고 있었다.

🌿 **단식에 참여하게 된 동기는?**

- 병원에서 간암 진단을 받고 항암요법보다는 자연요법으로 치유해보고자 오게 되었다.
- 만성 알레르기 질환과 갑상선 이상으로 왔다.
- 체질 개선과 건강한 삶을 누리기 위해서 왔다.
- 뇌경색으로 6년 동안 신약을 먹던 중, 약에서 벗어나고 싶었다. 그리고 약이 독이라는 말을 듣고 참여하게 되었다.
- 여러 가지 병(당뇨, 고혈압 등)으로 5년 동안 갖가지 방법으로 노력했으나 실패하고, 지인의 소개로 오게 되었다.
- 설 연휴를 맞아 몸을 살리는 기회로 삼아, 온 가족이 수련회에 참여하게 되었다.
- 단식을 하면 살도 빼고 건강하게 살 수 있다는 말을 듣고 참여하게 되었다.
- 8년 동안 피부병이 심해, 온갖 노력을 다 했으나 치료가 되지 않아 지인의 소개로 오게 되었다.
- 혈압과 간 수치가 높고 치질도 있어 참여하게 되었다.
- 단식을 하고 많은 이들이 몸이 좋아졌다는 소문을 듣고 오게 되었다.
- 평소 당뇨와 간장 질환으로 살이 빠지고 힘도 없어져, 이렇게 살다가는 얼마 살지 못할 것 같았다. 그래서 채식교육을 받았으나, 현실로 돌아오면 또다시 원래대로 돌아갔다. 다시 한 번

새로운 도전으로 건강을 찾고자 오게 되었다.
- 간경화와 선천성 척추분리증과 요통으로 장기간 입원하였다. 여태 서양의학에 기대어 살았으나, 단식을 통해 건강한 삶을 누리고 싶어 오게 되었다.
- 불면증, 불안증, 혈액순환장애, 과민성대장증후군, 위염, 장염으로 고생하던 중 이웃의 권유로 참여하게 되었다.
- 음식을 절제하지 못하고 폭식을 자주 한 탓인지, 머리가 아프고, 손과 다리가 저리고, 허리가 아프며 정서적으로 불안하여 단식을 하고 싶었다.

단식을 마친 후

🌿 단식을 마친 뒤, 바뀐 생각이나 느낀 점은?
- 평소 내가 알고 있던 상식이 오류 투성이었다. 안다는 것도 중요하지만, 바르게 알고 실천하는 게 더 중요하다는 것을 깨닫게 되어 기쁘다.
- 젊은 여성, 영양사들, 음식에 종사하는 분들, 밥상을 차리는 어머니들은 올바른 먹을거리에 대한 교육을 받았으면 좋겠다는 생각이 들었다.
- 단식 전에는 먹는 음식에 대해 나름대로 마음을 쓴다고 생각

했는데, 단식 교육을 마치고 나니 정말 마음을 많이 써야겠구나 싶었다.

- 단식을 마치고 나니 몸이 너무 가볍고, 피부가 숨을 쉬는 것을 느낄 수 있었다. 그리고 몸속에 노폐물이 다 빠져나간 것 같아 기분이 좋았다.
- 내 몸을 내가 아끼고 내 몸에서 들려오는 소리에 귀를 기울여야겠다고 생각했다.
- 여태 내 몸이 많이 굳어 있었고 긴장해 있었다는 것을 알았다. 앞으로는 일상에서 긴장을 풀어주고 편안한 마음으로 살아야겠다고 다짐했다.
- 집에서도 마음만 먹으면 단식을 할 수 있다는 자신감이 생겼다. 그리고 음식을 절제할 수 있는 계기가 되었다.
- 단식은 건강에 좋지 않다고 생각했는데, 건강에 이롭다는 것을 알았다. 내가 평소에 먹은 음식들이 몸속에 엄청난 독소로 남아 있다는 것을 알게 되었다.
- 단식을 막연한 마음과 호기심으로 시작하였으나, 많은 것을 알게 되어 참으로 고맙다. 가정으로 돌아가 자녀들한테 자연건강법을 일깨우고, 건강한 밥상을 차려 우리 집 건강을 챙겨야겠다.
- 단식을 마치면서 가공식품을 적게 먹고, 음식량을 줄여야만 건강을 지킬 수 있다는 것을 알았다.

- 단식으로 몸과 정신이 건강해져서 참 좋아, 모든 일에 자신감이 생겼다.

- 단식에 대해 막연하게 두려워했는데, 막상 해보니 두렵거나 어려운 게 아니었다. 살아가면서 정말 소중한 경험을 했구나 싶다. 가족들과 지인들에게도 단식을 권하고 싶다.

- 단식을 마치고 병원에 대한 고정 관념을 깨뜨릴 수 있었다. 그리고 확실하게 내 몸에 변화가 왔다는 걸 느꼈다.

- 음식에 대한 잘못된 상식과 습관을 알게 되었다. 단식은 지금껏 살아오면서 제일 잘한 선택이었다. 단식은 생명을 살리는 것이므로…….

- 모든 병은 마음속에 있다는 걸 알았다. 밥상을 차리는 사람으로서 철학을 가지고 기쁜 마음으로 살아야겠다고 생각했다. 단식을 하면서 마음속의 병까지 낫게 되었다.

- 단식하는 기간보다 앞으로 생활하면서 절제하는 일이 더욱 힘들 것 같다. 이곳에서 배우고 익힌 자연건강법을 잊지 않고 꾸준히 지켜나가야겠다.

- 단식 전에는 삶의 의욕도 없었으나, 하루하루 단식을 하면서 숙변이 나오고, 몸에 에너지가 돋아나면서 생기가 돌았다.

- 몸무게도 줄고, 몸도 가벼워지고, 눈도 맑아졌다. 단식은 아무것도 안 먹는 줄 알았는데, 매실엑기스와 죽염, 비피더스, 야채효소 등을 먹어서인지 별로 지치지 않았다.

- 살기 위해 좋은 건강한 음식을 먹어야 하는데, 먹기 위해서 살아온 지난날이 부끄러웠다. 인스턴트 식품과 육류가 얼마나 해로운지 알았다.
- 9박 10일 동안 단식을 하면서 정말 힘들었다. '언제 단식이 끝나나' 하고 기다렸는데, 이런저런 어려움을 참아내고 단식을 마치고 나니 내가 자랑스러웠다. 단식 전에는 내가 좋아하는 고기, 피자, 라면 이런 것들을 많이 좋아했다. 그러나 단식을 하면서 이런 음식이 얼마나 해로운지 알게 되었다. 그래서 나물과 채소와 같은 반찬들을 많이 먹으며, 내 몸을 내가 소중하게 지켜야겠다고 다짐했다.
- 자연 그대로, 자연이 원하는 대로 살아가는 것이 최고의 진리라는 것을 알게 되었다. 피부가 찬 것을 좋아하고 산소 공급이 무척 중요하다는 걸 알았다.
- 단식을 하면서 한 고비 한 고비 시련을 넘길 때마다 기쁨과 희망이 넘쳐흘렀다. 내 몸이 소중한 만큼, 먹는 것과 생각하는 것과 말하는 것을 올바르게 해야겠다고 깊이 생각했다. 이런 깨달음을 주신 원장님과 모든 분들에게 진심으로 감사드리고 싶다.
- 단식을 하면서 마음이 평온해지고 인내력이 생겼다. 그리고 자연요법을 이제라도 알게 되어 다행이다.

친정어머니께

김남경 (47세, 신라대학교 대학원 재학 중)

어머니는 한평생 사랑과 헌신으로 우리를 키워주시고 돌보아주셨습니다. 저는 어릴 때부터 어머니의 역할은 참으로 고달프고 힘들다는 생각을 했습니다. 왜냐하면 어머니는 늘 이른 새벽부터 더구나 우리가 잠들고 한참 뒤에도 쉬지 않고 일하셨기 때문입니다. 마치 일만 하기 위해 태어난 사람처럼 말입니다.

어머니는 가끔 어린 시절 이야기를 우리한테 들려주시곤 했습니다. 그때만 해도 대부분 사람들이 가난하여 먹을거리가 늘 모자랐답니다. 더구나 여자는 거의 공부를 시키는 않았답니다. 그런데 어머니는 '사람은 배워야만 사람이 된다' 고 여기시던 부모님 덕에 중학교까지는 아무 탈 없이 다녔답니다.

🍃 조상들의 지혜

제가 어렸을 때, 우리 외갓집을 떠올려봅니다. 작은 툇마루와 가마솥을 걸어놓은 황토 부뚜막에 작은 방이 두 칸 나란히 있는 흙집이었지요. 그 당시 어머니가 사는 동네는 지리산 자락 깊은 산골이라 대부분 황토방에 누에를 치거나 마당에 소, 돼지를 키우는 집이 많았습니다. 어머니가 사는 집 마당 한쪽에는 소 한 마리와 돼지 몇 마리가 있었고, 변소는 층계 위에 있었습니다. 거적을 열고 변소에 들어가면 나무 두 개를 걸쳐놓았는데, 그 위에 앉아 아래를 내려다보면 돼지들이 나를 빤히 쳐다보던 기억이 납니다. 그 돼지를 사람들은 '똥돼지'라 불렀지요.

아침에 세수하러 나오면 세숫물은 늘 쌀 씻은 물이었습니다. 쌀뜨물이라 하지요. 외할머니는 그 쌀뜨물을 절대 버리지 말라고 하셨습니다. 그 물로 '뭘 하나' 하고 물끄러미 바라보니, 걸레를 빨고 나면 소한테 주었습니다. 그때는 마냥 신기하게 바라만 보았습니다. 외할머니는 쌀뜨물 한 방울조차 허투로 버리는 법이 없으셨지요. 지금 생각하면 그것이 우리 조상들의 지혜구나 싶습니다. 어머니는 이런 지혜를 외할머니한테 온몸으로 배우고 익혀, 어떠한 처지에서도 희망을 잃지 않고 살아오셨습니다.

🍃 가는 곳마다 다른 진단을

제가 초등학교 가기 전 우리 집은 초가집이었습니다. 그러다가 어느 날부턴가 쪽방에 세 들어 살았습니다. 그 뒤, 방이 열세 개가 되는 하숙집에 들어가서 어머니는 많은 사람들의 밥을 해주고 치다꺼리를 하셨습니다. 약한 여자의 몸으로 어찌 그 많고 많은 일을 다 할 수 있었을까요? 어머니는 정말 죽어라 하고 부지런히 일하셨고,

때론 몸이 견디지 못해 갑자기 쓰러지곤 했습니다. 그럴 때에도 '병원' 도움을 받지 않았습니다.

그 뒤로 어머니는 가끔 몸이 편찮으면 가까운 한의원으로 달려가서 도움을 받았습니다. 침을 맞거나 몸에 맞는 약초와 음식을 드시며 스스로 몸을 추스르곤 했지요. 몸이 조금 좋아지면 다시 일을 하곤 했는데, 어머니는 죽을 만큼 아파도 할 일은 꼭 하고 주무셨습니다. 한 마디로 억척이었지요.

🍃 뇌졸중 진단을 받으신 어머니

어머니는 언제나 바빴습니다. 하숙생 열세 명 밥해 주랴, 아버지 뒤치다꺼리 하랴, 우리 삼남매 키우랴, 바쁜 가운데 성당에 다니며 봉사활동까지 하는 걸 보면서 우리는 자랐습니다. 가끔 어머니를 보면서 '한 사람이 이렇게 많은 일을 할 수 있는 것일까? 저런 힘은 어디서 나오는 것일까?' 라는 생각이 들곤 했습니다. 어린 나이였지만 어머니가 참 대단한 분이시구나 싶었습니다. 하숙집은 항상 사람이 가득 찼고, 성당 일도 쉬지 않고 꾸준히 했습니다.

아무리 강한 어머니도 사람인지라 결국 몸이 아프기 시작했습니다. 제가 대학교 3학년 때 일입니다. 지금도 엊그제 일처럼 생각이 뚜렷합니다. 어머니가 어디를 다녀오면서 급체를 하셨는데, 그때는 다른 때와 다르게 갑자기 몸이 가라앉는다고 하였습니다. 아니나 다를까, 어머니는 왼쪽 손과 발을 움직일 수가 없어 구급차를 불러

실려 가게 되었습니다. 그때 정말 어머니가 어찌 될까 싶어 두려웠습니다.

어머니는 병원에서 뇌졸중 진단을 받았고, 왼쪽이 모두 마비가 되었습니다. 아직 젊은 나이라 어느 정도 치료는 할 수 있지만, 앞으로 절대 힘든 일을 하면 안 된다는 진단이 나왔습니다.

걸레 하나도 스스로 빨 수 없는 어머니는, 이렇게 살면 안 된다고 생각하셨는지 스스로 병을 이겨내려고 무척 애썼습니다. 그러던 가운데 부산에서 유명하다는 곳을 찾아가 침을 맞고 천천히 걸을 수는 있게 되었습니다. 어머니는 워낙 검소하고 부지런하신 분이라, 그냥 집에서 힘없이 지내는 것을 견디지 못하고 백방으로 수소문하며 살길을 찾아 나섰습니다.

🍃 온 식구들이 생명이 깃든 밥상 앞에서

어느 날, 어머니는 아는 분이 '자연건강법'을 소개해줘 열흘 동안 교육을 받으며 몸소 체험을 하고 오셨습니다. 교육을 마치고 돌아온 어머니는 딴사람처럼 얼굴에 생기가 넘쳤습니다. 그날부터 우리 집 밥상이 완전히 바뀌었습니다. 어머니는 오자마자 부엌에 있는 흰 밀가루, 흰 설탕, 흰 소금(일반소금)을 모두 버렸습니다. 우리밀과 천연 볶은 소금을 가져와 밥상을 차렸습니다. 더구나 일체 육식을 하지 않고, 자연생활법을 바로 이웃들한테 알리기 시작하였습니다.

내가 어릴 때부터 보아온 어머니는 사람한테 이로운 것이나 가치가 있다고 생각하는 것은 언제나 주변 사람들에게 알려주었습니다. 옳다 싶으면 언제나 스스로 실천하신 어머니는 자연건강법 교육을 받고 난 뒤, 우리 가족부터 모범을 보여야 한다며 딸인 내게 가장 먼저 자연건강법 교육을 배워 오라고 하였습니다.

교육을 받으면서, 나는 내가 알고 있는 지식이 얼마나 하찮은 것인가를 깨달았습니다. 스스로 똑똑하다며 큰소리치며 살아온 지난날이 부끄러웠습니다. 교육을 마치고 난 뒤에는 몸과 마음을 자연에 두고 자연건강법에 따라 살게 되었습니다. 그때 자연건강법 교육을 받지 않았더라면 제 삶이 어찌 되었을까요? 우리 식구들은 제가 차린 오염된 음식을 먹고 어떤 병에 걸려 괴로워할까요? 생각만 해도 끔찍합니다.

어머니가 예전처럼 건강을 되찾아 텃밭도 일구고, 산과 들로 다니며 산야초 효소도 만드시고, 젊은이 못지않게 높은 산을 오르내리는 걸 보면 말로 표현할 수 없을 만큼 행복합니다. 우리 식구들은 이제 생명이 깃든 밥상 앞에 앉아 오순도순 행복하게 살고 있습니다. 오늘도 저는 우리 식구뿐만 아니라 많은 이들의 오염된 밥상을 바꾸어주시고, 건강을 되찾게 해주신 어머니를 생각합니다. 고마운 마음 잊지 않으려고 어머니를 불러봅니다.

어머니, 사랑하는 어머니!

양신생활원(단식원) 안내

"병명을 알고 나면 그때부터 생전 듣도 보도 못한 귀한 약재나, 용하다는 의원 이야기가 잠자는 베개 밑까지 따라온다. 투병의 갈림길에서 서 있는 환자에게는 한 번의 실수도 용납되지 않는데, 마음은 연약해지고 혹시나 싶은 생각으로, 값비싼 약재에 돈을 쏟아붓고는 거기에 목을 매는 경우가 허다하다.

선의로 무장한 돌팔이들의 헛소리나, 전문가라는 허울 좋은 옷을 입은 자들의 근거 없는 허풍에 휘둘리지 않고, 스스로 몸을 돌볼 수는 없는 것일까."

위 글은 현재 여수에서 변호사로 일하고 있는 윤철호 선생의 책 『스스로 몸을 돌보다』(상추쌈 출판사) 뒤표지에 실린 글입니다. 윤철호 선생은 전라남도 여수에서 태어나 서울대학교 법과대학에 입학했으나, 몸이 아파 학교를 그만두었다고 합니다. 그 뒤, 고향으로 내려와 투병 생활을 하면서 스스로 몸을 돌보고 건강하게 사는 삶에 대해서 오랫동안 고민하고 실천하신 분입니다.

이 글을 읽으면서 나도 모르게 '옳구나, 옳아!' 하며 가슴을 쳤습니다. 모든 것에는 원인이 있기 때문에 결과가 있습니다. 병도 마찬가지입니다. 병에는 반드시 원인이 있습니다. 원인이 없으면 병은 발생하지 않습니다. 병을 진짜 고칠 수 있는 사람은 환자 자신밖에 없습니다.

'전문가라는 허울 좋은 옷을 입은 자들의 근거 없는 허풍에 휘둘리지 않고, 스스로 몸을 돌볼 수는 없는 것일까요?' 양신생활원에서는 허울 좋은 옷을 입은 전문가는 한 사람도 없습니다. 자연과 가까이 살면서 자기 몸과 마음을 자세히 살펴보면 스스로 전문가가 되기 때문입니다.

- 일상생활에서 몸과 마음이 지치신 분
- 오랜 변비로 고생하시는 분
- 비만으로 체질 개선이 필요하신 분
- 지병으로 고생하시는 분
- 건강하고 깨끗한 피부를 갖고 싶은 분
- 불면증이 있으신 분
- 우울증과 갱년기로 고생하시는 분
- 혈액순환이 잘 안 되시는 분

양신생활원은 이처럼 다양한 이유로 고생하는 분들을 위해 단식(일정 기간 음식물을 먹지 않고, 자연 속에서 지친 몸을 쉬게 함)을 하는 곳입니다. 단식을 통해 스스로 잘못된 식습관을 고치고 체질을 개선하여, 병으로부터 자유로운 삶을 살 수 있도록 도와주는 곳입니다.

● 참고문헌 ●

1. 오타 시게오, 이홍규 역,『몸이 젊어지는 기술』, 청림Life, 2011
2. 이시하라 유미, 황미숙 역,『체온 1도 올리면 면역력이 5배 높아진다』, 예인(플루토북), 2010
3. 사이토 마사시, 이진후 역, 백낙환 감수,『체온 1도가 내 몸을 살린다』, 나라원, 2010
4. 박금실·김수경,『자연의학』, 아트하우스, 2011
5. 이태근,『당신을 살리는 기적의 자연치유』, 정신세계사, 2010
6. 테라사와 마사히코, 고희선 역, 김미나 감수,『병원에 가도 아이들 병은 왜 오래갈까?』시금치, 2009
7. 김진국,『우리시대의 몸·삶·죽음』, 한티재, 2010
8. 홍영선,『생명의 법칙』, 영원한복음사, 2009

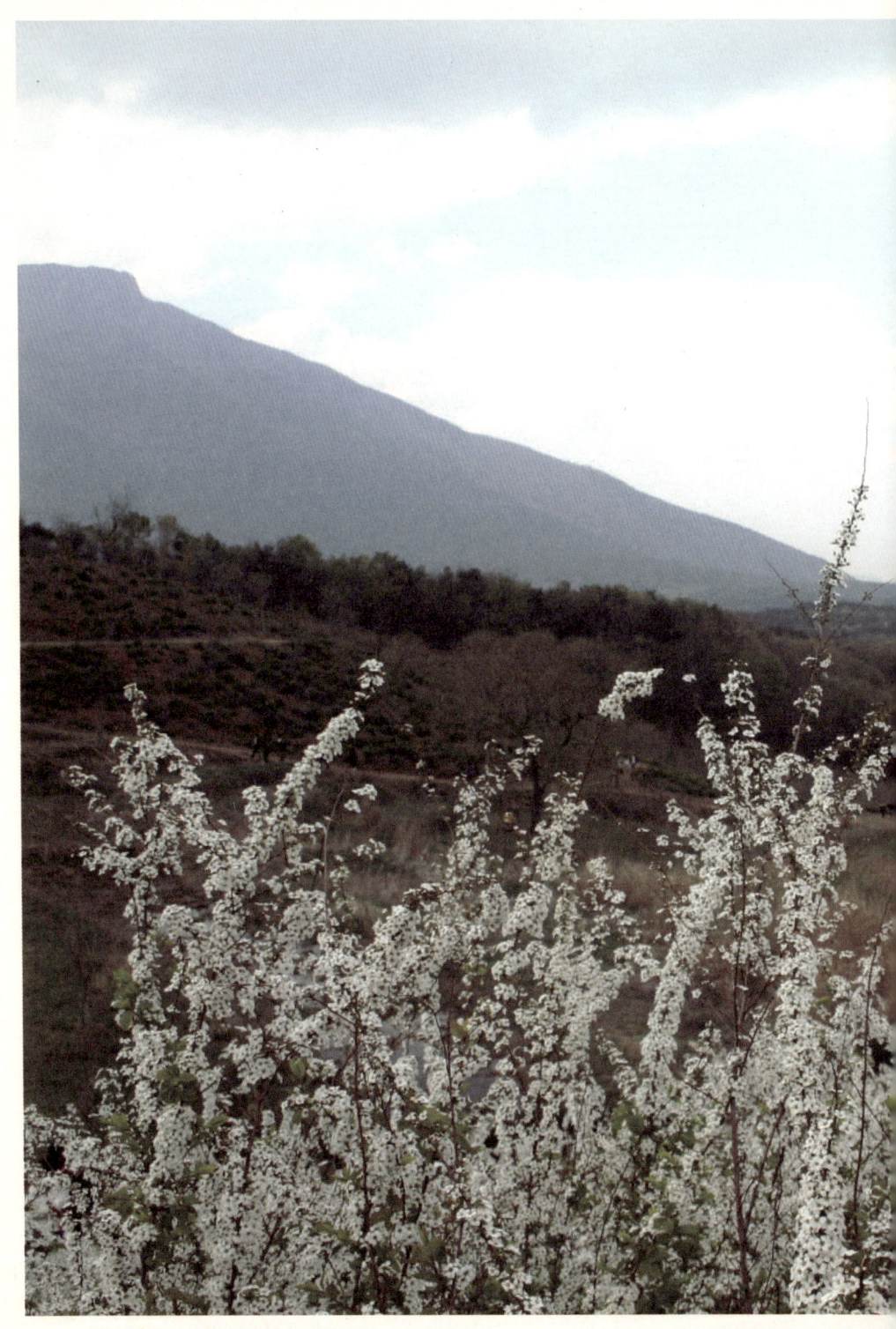

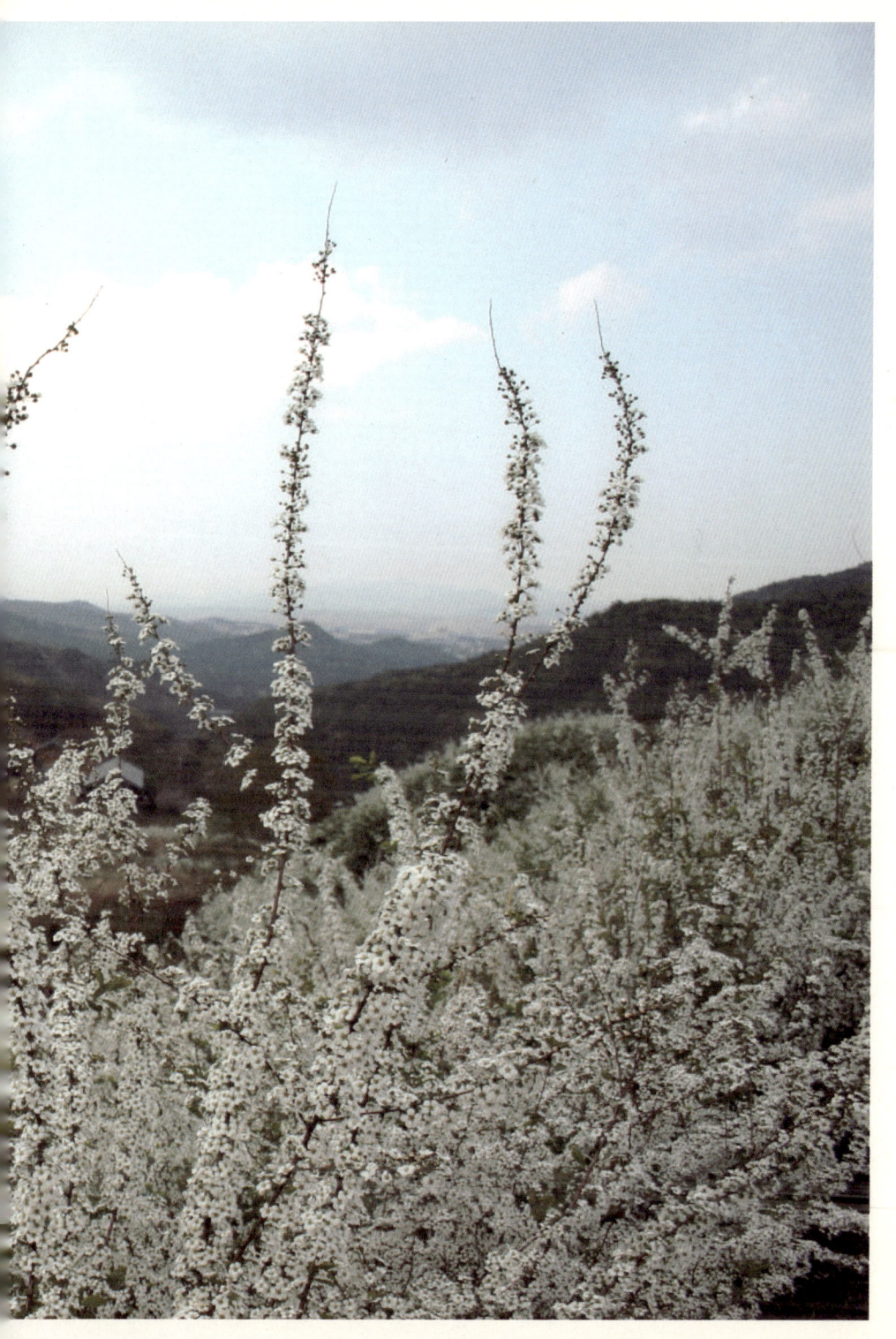